国家癌症中心肿瘤专家答疑丛书

应对鼻咽癌专家谈

YINGDUIBIYANAI ZHUANJIATAN

易俊林 主编

中国协和医科大学出版社

图书在版编目（CIP）数据

应对鼻咽癌专家谈／易俊林主编．—北京：中国协和医科大学出版社，2013.10

（国家癌症中心肿瘤专家答疑丛书）

ISBN 978-7-81136-926-7

Ⅰ．①应…　Ⅱ．①易…　Ⅲ．①鼻咽癌-诊疗　Ⅳ．①R739.63

中国版本图书馆 CIP 数据核字（2013）第 178062 号

国家癌症中心肿瘤专家答疑丛书

应对鼻咽癌专家谈

主　　编：易俊林
责任编辑：吴桂梅

出版发行：中国协和医科大学出版社
（北京市东城区东单三条 9 号　邮编 100730　电话 010-65260431）
网　　址：www.pumcp.com
经　　销：新华书店总店北京发行所
印　　刷：涿州市汇美亿浓印刷有限公司

开　　本：710×1000　1/16 开
印　　张：15
字　　数：160 千字
版　　次：2014 年 4 月第 1 版
印　　次：2022 年 1 月第 4 次印刷
定　　价：29.80 元

ISBN 978-7-81136-926-7

国家癌症中心肿瘤专家答疑丛书

编辑委员会

国家癌症中心肿瘤专家答疑丛书

应对鼻咽癌专家谈

主　编： 易俊林

副主编： 高　黎　黄晓东

编　者（按姓氏笔画排序）：

王　力　王　铸　王　燕　王子平　王珊珊
王海燕　王憨杰　车轶群　丛明华　叶霈智
田爱平　乔友林　刘　炬　刘　敏　刘　鹏
刘跃平　吕　宁　孙　莉　曲　媛　朱　宇
毕新刚　许潇天　闫　东　齐　军　吴　宁
吴秀红　吴宗勇　吴晓明　张世平　张海增
张燕文　李　宁　李　槐　李树婷　李峻岭
李彩云　李喜莹　杨宏丽　陈　波　陈雪松
周冬燕　易俊林　郑　闪　郑　容　姚利琴
姚雪松　宣立学　赵方辉　赵东兵　赵京文
赵国华　赵维齐　徐　波　徐志坚　耿敬芝
袁正光　高　佳　高　黎　黄初林　黄晓东
彭　涛　董莹莹　董雅倩　蒋顺玲　韩彬彬
魏葆珺

序

近些年来，随着我国的城镇化和人口老龄化不断加快，“癌症”这个词汇越来越频繁地出现在各种媒体，成为大众关注的话题。据统计，从世界范围来看，癌症发病率约以年均3%左右的速度递增，现已成为人类第一位死因。《2012中国肿瘤登记年报》统计，我国每年新发癌症病例350万，约250万人被癌症夺去生命。今后10年，中国的癌症发病率与死亡率仍将继续攀升。癌症耗费了大量的卫生资源，给整个社会造成了巨大的压力，也给癌症患者和家庭带来了身体上和精神上的痛苦以及沉重的经济负担。由于大多数晚期癌症疗效欠佳，所费不菲，这使得大众误以为所有的癌症都难以治愈且代价高昂，由此对癌症产生了恐惧心理。然而事实上并非如此，国际抗癌联盟（UICC）2010年发表的研究结果，1/3的癌症是可以预防的，1/3的癌症是可以治愈的。如果能做到积极预防、及早发现、规范治疗，大多数癌症是有希望治好的。

在这场人类与癌症之间展开的没有硝烟的战斗中，仅仅凭借医务人员的努力是远远不够的。作为抗击癌症的主力军，医务人员不仅需要在治疗病患方面尽心竭力，还要将正确的抗癌知识通过各种形式的科普宣传与社会各界所有关心抗癌事业的人士分享，让更多的人正确的认识癌症。要将全社会各个层面的医疗活动的参与者都吸引到这个抗击癌症的队伍中来，政府、社会、防治机构、医务人员、研究人员、患者和家属，以及各界的热心人士携手并肩，汇聚力量，共同抗击癌症。

中国医学科学院肿瘤医院作为国家癌症中心的依托机构，拥有专业的医疗团队和先进的医疗水平，在肿瘤预防、肿瘤研究、早诊早治、多学科综合治疗等领域都做了大量的工作，取得了很多成绩。中国医学科学院肿瘤医院很早就认识到肿瘤防治需要社会的广泛参与，认识到防癌科普宣传的重要意义，长期以来不遗余力的通过报纸、电视、出版物、公益活动等多种形式普及癌症的防治知识。《国家癌症中心肿瘤专家答疑丛书》就是中国医学科学院肿瘤医院的名医专家们为大众奉献的一部内容新颖、形式生动的防癌科普丛书。

这部科普丛书涵盖了常见的18个癌种，通俗易懂、图文并茂，从癌症预防、研究到临床等多个不同角度深入浅出地解析肿瘤防治知识。充分体现了作者们传播健康生活方式、倡导正确防癌治癌的理念。希望广大读者能从中受益，拥有更加健康、更高质量的生活，享受更加美好的明天。

中国科学院院士
中国医学科学院肿瘤医院院长
2013年12月

前 言

从全球发达国家癌症的发病规律中，我们看到癌症的发病率在一定阶段随经济的快速发展而呈增长趋势。在社会、人们给予普遍重视并采取相应措施之后，发病状况将逐渐趋缓。人类在攻克癌症的科学探索中取得的每一点进步，都将对降低癌症的发病率、提高癌症的治愈率起到不可低估的作用。我国目前正处在癌症的高发阶段，我们常常听到、看到以及周围的同事、亲友都有癌症发生，癌症离我们越来越近，癌症就在我们身边。癌症究竟是怎么回事，怎样才能减少患癌症的风险，得了癌症怎么办……，这些都是癌症患者、家属乃至大众问得最多的问题。为了帮助大家解除疑惑，了解更多相关知识，在癌症的治疗、康复和预防上给予专业性的指导，我们编写了这套丛书，希望能够协助患者、家属正确面对癌症，以科学的态度勇敢地与医务工作者共同战胜疾病。

《国家癌症中心肿瘤专家答疑丛书》（以下简称《丛书》）包括肺癌、胃癌、结直肠癌、肝癌、食管癌、膀胱癌、胰腺癌、淋巴瘤、肾癌、乳腺癌、宫颈癌、卵巢癌、鼻咽癌、下咽癌、喉癌、甲状腺癌、脑瘤、骨与软组织肿瘤等 18 种常见癌症，分为 18 个分册，方便读者选用。《丛书》以癌症的诊断、治疗、预防和康复为主线，介绍了癌症的临床表现、诊断、治疗方法、复查、预防与查体、心理调节以及认识癌症、病因的探究、如何就诊等相关内容。书后附有治疗癌症的案例供读者参考。书中内容均为当前在癌症预防、诊断、治疗、科研中的最新成果。例如，对一些癌症目前正在探索中的方法进行了客观的介绍；对于癌症的发生原因，也尽量将复杂的专业问题以简洁的语言呈现给读者。书中的观点、方法均以科学研究与临床实践为依据，严谨准确，坚决杜绝用伪科学引导、误导读者，帮助患者适时的选择治疗方法正确就医、康复。《丛书》中应读者需要还纳入了有关营养饮食、心理调节内容，在癌症的治疗康复中扩大了医疗之外的视野，提示患者和家属应更加关注合理的饮食和心理调节的重要性。为了更加贴近患者和家属，《丛书》采取了问答形式，读者找到问题便可以得到答案，方便读者使用。书后的“名家谈肿瘤”，是本书的另一特色，这些权威实用的科普内容，是专家们多年科学研究的成果和临床诊疗经验的总结，是奉献给读者的科普精粹。

《丛书》各册的主编都是长期工作在临床一线的医生，参加《丛书》撰写的作者都是活跃在本专业领域的中青年专家、业务骨干。部分资深专家也加入到编者行列，为了帮助癌症患者，普及科学知识，大家聚集在一起，在繁忙的临床科研教学工作中挤出时间撰写书稿。有的分册在编写前还向患者征集问题或将初稿送患者阅读修改。每本分册都是专家与读者的真诚对话，真心交流，字里行间流露出专家对读者的一片热忱、一份爱心。《丛书》的编写覆盖了肿瘤内科、外科、麻醉、诊断、放疗、病理、检验、药理、营养、护理、肿瘤病因、免疫、流行病学等肿瘤临床、肿瘤基础领域的专业知识，参编专家100余人。有些专家特为本书撰写的稿件已经可以自成一册，因为篇幅所限，只摘取了其中少部分内容。大家都有一个共同的心愿：为读者提供最好的读物。我们邀请肿瘤知名专家陆士新、孙燕、程书钧、黄国俊、屠规益、殷蔚伯、储大同、唐平章、赵平为《丛书》撰稿，他们都欣然同意，在百忙中很快将稿件完成。《丛书》是参与编辑人员集体的奉献。在书稿的编写出版过程中还有很多令人感动的故事，点点滴滴都体现了专家们从事医学科学的职业追求和职业品格，令人敬佩，值得学习。在此，对参加《丛书》撰写的专家、学者及所有人员表示衷心的感谢！还要特别感谢原中国科普研究所所长袁正光教授，从另一角度补上了癌症患者应如何对待死亡一页，为我们能够正视死亡、坦然面对死亡揭开了一层面纱。策划编辑张平同志，在18本《丛书》的组稿、修改、协调、联络全过程中发挥了中心作用，做出了重要贡献，在此对她表示感谢！

《丛书》作为科普读物还存在着许多不足，由于专家们希望为读者提供更多的专业知识，书中的内容、用语仍然偏专业些，为此在每册书的最后都列出了一些专业名词解释，有助于读者进一步学习相关专业知识，提高科学认知。

最后，希望《丛书》能够给予读者更多的帮助。患者在这里可以找到攻克癌症的同盟军，我们将共同努力，为战胜疾病、恢复健康而奋斗。作为科普读物，本书还有诸多不足，请广大读者给予指正。

董碧莎

丛书主编
国家癌症中心副主任
中国医学科学院肿瘤医院党委书记
2013年10月1日于北京

目录

一、临床表现篇

二、诊断篇

三、治疗方法篇

四、复查与预后篇

五、心理调节篇

六、预防与体检篇

七、认识鼻咽癌篇

八、病因探究篇

九、就诊篇

十、典型病例篇

十一、名家谈肿瘤

十二、名词解释

一、临床表现篇

1. 鼻咽癌患者有哪些身体异常表现?

鼻咽部长了肿瘤会导致身体出现一些不舒服和异常改变，医学上叫临床表现。临床表现包括症状和体征。所谓症状就是指患者主观感觉的身体不适或异常表现，如头痛、乏力、吞咽困难等；而体征则是指由医生通过**视诊**、**触诊**、**听诊**查到的客观异常表现，如**听诊**时听到的心脏杂音、**触诊**时触到的肝或脾肿大等。鼻咽癌患者常见的不舒服和异常改变主要包括有：鼻子堵塞，鼻涕中带血丝或者回吸涕带血（往里吸鼻涕再吐出来的痰里面带血），耳朵听到高调鸣叫声，耳朵发闷或听力下降，不明原因头痛，脸上有麻木感或者像有小虫子在脸上爬行的感觉，看东西出现重影，嘴巴张不开等。简称为七大症状，即鼻塞、血涕、耳鸣耳聋、头痛、面麻、复视、张口困难，这些是临床上的感觉，有时候患者会有意或无意地摸到颈部有包块。

2. 鼻咽癌患者一般因出现什么症状到医院看病?

鼻咽癌患者常常是因为发现颈部有包块到医院看病，这样的患者占全部鼻咽癌患者的40%~50%。其次是因为鼻子堵塞，有时伴有鼻涕中带血到医院就诊。其他原因包括耳鸣、耳闷、头痛、看东西出现重影等，一些患者是因为乘坐飞机后耳朵里一直感觉声音沉闷而到医院看病。

3. 发现脖子上长包块时应注意哪些问题？

脖子上长包块是鼻咽癌患者的常见表现之一，也是其他头颈部肿瘤，其中包括一部分良性疾病的常见体征。一般医生以及患者本人都不愿意往肿瘤方面考虑，尤其对于年轻患者，有时候就耽误了。因此对于脖子上包块要特别重视。

恶性肿瘤所导致的脖子上包块，常见原因是颈部淋巴结转移。鼻咽癌脖子上包块的特点是：①逐渐增大，而不是一两天突然出现；②一开始摸起来不痛，增大后也可能不痛，也可能伴有疼痛；③通常长在耳朵下缘向下 1~2cm 的下巴骨下方，沿脖子两侧长，可以是一个，也可以是多个；④当包块较小时，可以推动，而长大后，慢慢无法推动。如果发现脖子上长出包块，尤其是有上述特征之一的患者，要及时到医院看病。

很多良性疾病也可以导致颈部淋巴结肿大而出现包块，颈部淋巴结肿大最常见的良性改变为淋巴结反应性增生，如头皮破损、口腔溃烂或者扁桃体炎、蛀牙、颈部淋巴结核等情况时，颈部也会出现包块。但经过抗炎治疗或抗结核治疗无效或者同时出现鼻塞、往里吸鼻涕再吐出来的痰里面带血（回涕带血）以及耳闷和（或）听力下降时一定要进行鼻咽部的检查，最简单经济的方法是间接鼻咽镜检查，有五官科的医院都能够进行这项简单的检查。

4. 如何对脖子进行自检？

自己可以对脖子进行检查，通常来说从一侧耳朵根下方开始往下，经过下巴，沿脖子的侧面向下，一直摸到脖子下方碰到骨头（即锁骨）。自检时注意以下事项：①找到一个不会摔倒的座位坐下进行，例如沙发，主要是防止因手法不当造成头昏而可能出现的摔倒情况；②检查一侧后再检查另一侧，不要双侧一起检查。通常医生因为手法得当可以两侧一起检查，但非专业人士还是建议一侧摸完再摸另一侧，因颈部有压力感受器，还有迷走神经，手法不当时两侧同时受压易出现头昏；③摸的时候压力不要太大。

当发现颈部长包块了的时候，应该咨询医生，并且留意包块的变化情况，尤其是通过一般的消炎处理后没有变化或者进一步增大的包块，应提高警惕，找肿瘤专科医生看看。

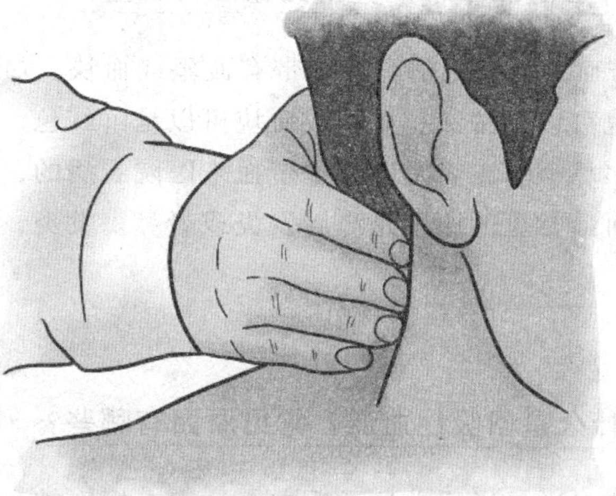

5. 鼻咽癌患者发现颈部淋巴结转移是不是就是晚期了？

鼻咽癌出现颈部淋巴结转移很常见，它是鼻咽癌患者就诊最常见的原因，40%~50%的患者因为这个原因到医院看病。确诊鼻咽癌的患者通过CT/MRI等检查后，80%左右的患者都会有淋巴结转移。所以，出现颈部淋巴结肿大不一定就是晚期了，只有转移淋巴结比较大（大于6cm）或者位置非常低（在下颈部/锁骨上区），或者个数非常多而且大，这样的患者才是比较晚期的患者，**预后**相对要差些。即使出现了颈部淋巴结转移，虽然分期有些晚，但放射治疗（简称放疗）后的5年生存率仍可以达到70%~80%。打个比方来说，其**预后**不比冠心病差。因此，发现了颈部肿块的鼻咽癌患者不要丧失治疗的信心，只要进行正确和规范的治疗，对于大多数鼻咽癌患者来说都可以治愈。

6. 什么是涕中带血？常见原因有哪些？

涕中带血是指擤出的鼻涕中带有血丝或血块。鼻涕性状可以是清涕，也可以是脓涕。血丝或血块可以是鲜红色，也可以是暗黑色。很多鼻咽癌患者是以涕中带血来医院看病的，但实际生活中涕中带血最常见的原因是鼻腔发炎或者鼻窦发炎，其次是**凝血功能**异常。

7. 什么是回吸性血涕？常见原因有哪些？

回吸性血涕是指感觉鼻子后方有鼻涕，用力抽吸鼻子后，鼻涕从嘴里吐出，而吐出的鼻涕中带有血丝或血块。与涕中带血相似，吐出的鼻涕性状可以是清涕，也可以是脓涕。血丝或血块可以是鲜红色的，也可以是暗黑色的。而与涕中带血不同，回吸性血涕在实际生活中虽然也可以发生在鼻腔发炎或鼻窦炎的患者，但更常见于鼻咽癌。尤其清晨起床时出现回吸性血涕，需警惕鼻咽癌的可能。

8. 鼻咽癌所致的血涕有什么特点？

鼻咽癌所致的血涕有以下 5 个特点：①回吸性血涕较涕中带血多见，也可能二者均发生，但通常回吸性血涕较涕中带血发生的要早；②通常回吸性血涕发生在清晨起床的时候；③通常早期是清涕中见血涕，合并感染时可有脓涕中见血涕；④早期通常仅涕中见血丝，之后血量增多，偶尔呈暗红色；⑤血涕并不一定每天都出现，早期可能几周一次，或者是几个月一次，之后发生频率逐渐增加。

9. 鼻咽癌所致的血涕的原因是什么？

鼻咽位于鼻腔的后方，位于鼻咽部的肿瘤可以因为表面丰富的小血管破裂，或者肿瘤表面糜烂或出现溃疡而出血。这样当抽吸鼻涕或者擤鼻涕时出血的血丝或者小血块混在鼻涕中而被吐出或者擤出。当肿瘤侵犯了后鼻孔甚至鼻腔时更容易出现涕中带血。

10. 鼻塞的原因有哪些？

大多数鼻塞是由良性疾病所引起的，包括鼻炎、鼻窦炎、鼻中隔偏曲、鼻息肉等，但少部分鼻塞是由肿瘤所引起的，包括原发于鼻腔筛窦的各种良性及恶性肿瘤、鼻咽癌侵及后鼻孔或鼻腔等。

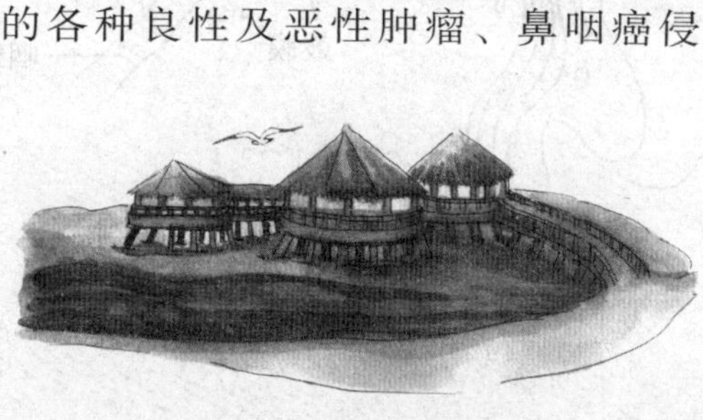

11. 鼻咽癌所致的鼻塞有什么特点？

鼻咽癌患者的鼻塞是由于鼻咽顶壁、侧壁的肿瘤逐渐增大堵塞或侵入后鼻孔和鼻腔所引起，因此具有以下特点：①常无明显诱因起病，但也可因感冒出现鼻塞，感冒痊愈后鼻塞不见好转而持续进展；②渐进性发展，一开始轻度鼻塞，且常为固定的单侧鼻塞，后逐渐加重，部分可发展为双侧鼻塞；③在鼻塞前或同时常伴有回吸性血涕或涕中带血；④体位改变不会出现交替性鼻塞，即一侧鼻塞不会因体位改变而转变为对侧鼻塞。

12. 鼻咽癌患者为什么会出现耳鸣和听力下降的症状呢？

人的听觉系统主要由外部结构（耳朵和外耳道，通常叫外

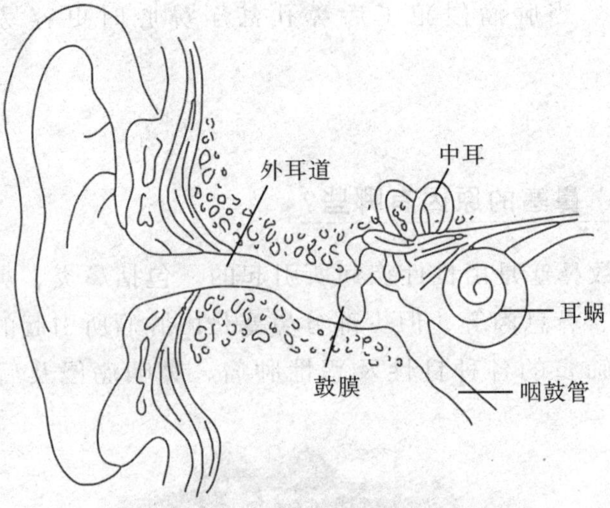

耳朵的结构

耳）和内部结构（中耳和内耳）以及神经传导结构构成，外部结构和内部结构之间由鼓膜分开。声音信号经外耳道，通过鼓膜感受，由中耳内的结构放大，传到内耳转换成神经信号后再由神经传入大脑，产生听觉，这也是听觉的传导通路。在这个通路上，还有一个调节结构叫咽鼓管，它连通中耳和鼻咽。由于鼻咽通过鼻腔与外界相通，咽鼓管通畅的时候，能够保持外耳和中耳的压力一致，只有在两侧压力一致时，声音才能最好地被听到。当两侧压力不一致，会影响到听力，出现听力下降或者耳朵发闷或者鸣叫的声音。比如坐飞机时，由于机舱内的压力和鼻咽的压力不一致，常常会出现听力变差或者高调鸣叫声的情况，这时如果咳嗽一下，或者是做一个咽东西的动作，听力下降的情况就会变好。而在鼻咽癌患者中，很多情况下肿瘤会把咽鼓管在鼻咽腔的开口不同程度地堵住，甚至出现咽鼓管积液或者完全堵塞，导致中耳和鼻咽连通不畅，中耳和外耳的压力不一致，出现听力下降和耳鸣的情况。

13. 什么情况下的耳鸣、耳闷不可忽视？

很多疾病都可以引起耳鸣、耳闷，如中耳炎、腺样体（咽扁桃体）增生、急慢性鼻炎、外耳道异物、颈椎病等，具有以下特点的耳鸣、耳闷要予以重视，警惕鼻咽癌的可能：①以耳闷为主的耳鸣；咽鼓管的病变是以耳闷为主的，如果只有耳鸣而无耳闷，那鼻咽癌的可能性较小；②起病为一侧的耳鸣、耳闷，而非双侧，后随病变进展可能出现双侧耳鸣、耳闷；③无明显诱因的反复中耳积液，即出现中耳积液进行抽吸积液治疗后，症状暂时缓解，但短期内又再出现；④伴有鼓膜穿孔或（和）耳道溢液。

14. 脸部出现麻木感或者像有小虫子爬行感是怎么回事？

脸部的感觉是由三叉神经分支支配的，三叉神经分为三支，分别支配额部、面部及下颌部皮肤的感觉，凡是引起三叉神经受损的疾病均会引起这些部位出现麻木感，通常统称为面部麻木。引起面部麻木的可能原因包括：①脑血管疾病，包括脑缺血和脑血栓；②各种引起三叉神经炎的疾病，包括感染、重金属中毒、药物性神经损伤、糖尿病所致外周神经炎、系统性红斑狼疮和硬皮病等所致神经变性、多发性神经病等引起的脱髓鞘病变等；③各种累及海绵窦、眶下裂、茎突前隙等的肿瘤，包括鼻咽癌、

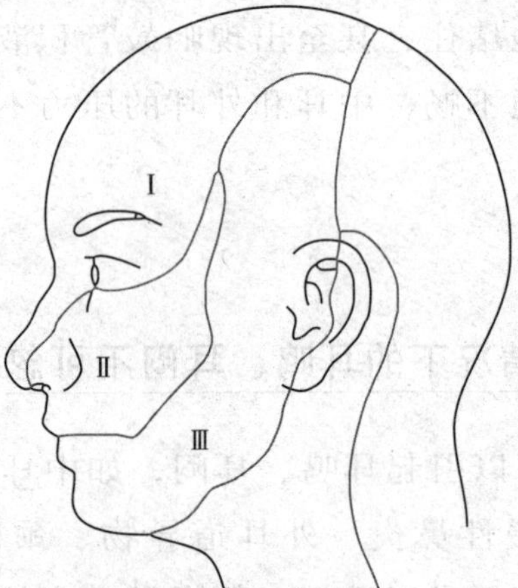

三叉神经支配面部感觉的区域分配

Ⅰ　三叉神经第一支支配区域

Ⅱ　三叉神经第二支支配区域

Ⅲ　三叉神经第三支支配区域

上颌窦癌等。鼻咽癌患者出现脸部麻木感或者像有小虫子爬行感是三叉神经受损的典型症状。医生可以根据出现感觉异常的部位来初步判断出现损伤的神经分支和相对应的解剖部位。

15. 鼻咽癌患者牙龈出现麻木感是怎么回事?

患者牙龈出现麻木感是三叉神经受累或受损所表现出来的症状，对于鼻咽癌患者来说，通常由病变侵及颅底或者咽旁所致。

16. 鼻咽癌患者看东西出现重影是怎么回事?

看东西出现重影医学上称之为复视，是眼球病变或者控制眼球运动的肌肉病变或支配眼球运动肌肉的神经病变所表现出来的症状。在鼻咽癌患者中出现复视最常见的就是往一侧看东西时出现重影（一个东西看成两个或者有个虚影，看不真切），表明肿瘤已经侵犯颅内，压迫或破坏支配眼球运动的神经了，或者是肿瘤侵犯眼眶、推挤眼球所致，通常在比较晚期的鼻咽癌患者中才会出现。其特点是：①常在复视前出现有鼻塞、头痛、脸部麻木、视力下降等症状；②随着病变进一步发展，复视后可出现眼球突出、眼球活动障碍、失明、眼睑下垂、瞳孔缩小、对光反射消失等症状。

17. 鼻咽癌患者出现声嘶和饮水、进食时呛咳是什么原因?

鼻咽癌患者出现声嘶和进食呛咳是肿瘤侵犯或压迫迷走神经所致，是肿瘤侵到颅底（颈静脉孔）或者咽旁的表现，出现此种情况表明肿瘤局部侵犯比较广泛，可能会同时伴有舌后部的感觉障碍、张口看软腭（小舌头）抬不起来、吃东西时往下咽费劲、脖子活动无力、抬头困难等。

18. 鼻咽癌患者嘴张不开是什么原因?

嘴张不开，或称张口困难，是咀嚼肌本身或支配咀嚼肌的神经病变或者下颌关节病变所引起的。对于鼻咽癌患者来说，通常是肿瘤侵及咀嚼肌包括翼内肌或翼外肌所致，也可由肿瘤累及三叉神经第三支所引起，通常是肿瘤比较晚期的表现之一。

19. 鼻咽癌患者嚼东西费劲是什么原因?

嚼东西费劲是咀嚼肌病变的典型表现，对于鼻咽癌患者来说，通常是病变侵及咀嚼肌，包括翼内肌或翼外肌，可出现嚼东西费劲的表现，是肿瘤比较晚期的表现之一。

20. 鼻咽癌患者舌头伸不出来及舌头伸出来偏向一侧是怎么回事?

鼻咽癌患者舌头伸不出来或舌头伸出来偏向一侧一般不是因为肿瘤侵犯舌头所引起的，而是肿瘤侵犯颅底舌下神经的一种表现。舌下神经支配伸舌头的肌肉，当其受侵或受压时，就会表现为舌头肌肉无法受支配，从而无法伸出，但双侧肌肉是由双侧神经支配的，因此一侧伸不出，而另一侧能伸出，就出现了舌头伸出来偏向一侧的表现。

21. 鼻咽癌患者说话不清楚了是怎么回事?

鼻咽癌侵犯颅底舌下神经导致舌头活动障碍，或者肿瘤侵犯咀嚼肌导致张口困难，均会引起说话不清楚，如果确诊了鼻咽癌，同时出现说话不清楚，说明病变比较晚期了。

22. 鼻咽癌患者出现头痛说明什么问题?

鼻咽癌出现头痛说明肿瘤可能出现如下情况：①肿瘤表面感染、坏死刺激颅底骨膜所引起；②肿瘤侵及咽旁动脉或神经，常表现为患侧搏动性头痛；③肿瘤侵犯颅底骨质；④肿瘤侵到颅内。

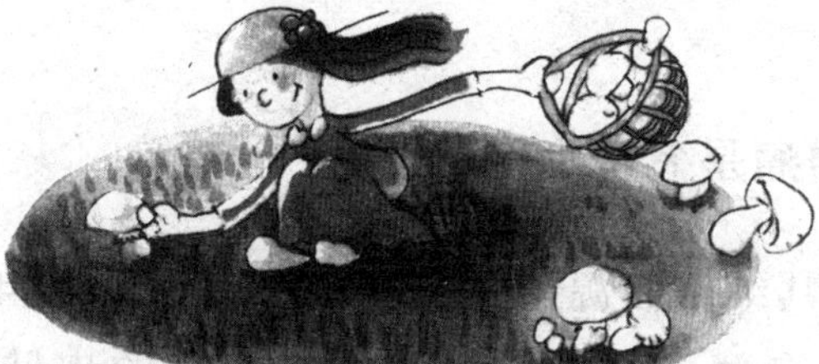

二、诊断篇

23. 什么是癌症？

癌症一词泛指所有的恶性肿瘤，是一组拥有共同重要特性的不同类型的恶性疾病。癌症的英文单词为“Cancer”，其中文含义之一就是巨蟹座。癌细胞的浸润性生长方式的确类似蟹爪，可以在体内肆意横行，破坏机体的正常组织和器官。

恶性肿瘤中绝大部分发生在上皮组织，病理学称其为癌，而少部分来源于间质组织，如脂肪、肌肉、纤维组织等，病理学称其为肉瘤，还有些恶性肿瘤来源于造血细胞、淋巴细胞等，病理学称其为白血病、淋巴瘤等。

24. 肿瘤是怎样命名的？

肿瘤根据其细胞起源及性质进行命名。人体组织细胞起源繁多，其中主要有两大类：上皮细胞，常见的皮肤癌、胃癌、肠癌、肝癌、胰腺癌等都属于上皮细胞起源的恶性肿瘤；其次是间叶组织来源的肿瘤，常见的纤维组织细胞瘤、平滑肌瘤、间质瘤等。此外，还有骨、神经、淋巴造血等，当发生肿瘤时分别依据其细胞来源和性质进行分类和命名。良性肿瘤一般称之为“瘤”，恶性肿瘤根据其细胞起源不同有不同的命名，上皮来源的称为“癌”，间叶来源的称为“肉瘤”，神经来源的称之为“母细胞瘤”等。也有一些肿瘤使用专有名词命名，如霍奇金淋巴瘤、血管免疫母细胞性T细胞淋巴瘤，它们都是恶性淋巴瘤大分类中的不同类型。随着人们对肿瘤认知的不断深入，肿瘤定义和命名的概念还将继续更新，某些肿瘤被定义为“恶性潜能未定”，其含义和意义在于提示它是一类具有不确定行为和**预后**的肿瘤，需要引起医患双方的共同重视，治疗后仍应该通过定期**随访**，了解疾病的变化状况。

25. 简易诊断鼻咽癌的方法是什么？

如果出现单侧或双侧鼻塞、早晨起床后涕中带血、单侧或双侧耳鸣、听力下降、眼睛视物模糊或者重影，以及颈部可触及肿块时，建议患者到医院五官科就诊，行间接鼻咽镜检查，可对鼻咽是否长肿物进行初步判断。该检查使用一个小镜子放到口腔后方，通过反光来观察鼻咽部的情况，该检查无创伤、简便、非常便宜、不良反应小，大多数患者能够耐受。通过这样一个检查，大部分鼻咽里长了肿瘤的情况都能被发现。如果间接鼻咽镜检查未能成功，行鼻咽内镜检查将是个非常不错的选择。

26. 诊断鼻咽癌需要做哪些检查？

鼻咽癌的诊断包括定性诊断（明确诊断）和分期诊断。定性诊断目的是确定鼻咽部的肿物是不是鼻咽癌。需要从鼻咽部的肿物上取下一块组织，送到病理科，在显微镜下观察所取下组织的细胞学形态，有时候还需结合免疫组织化学的方法来判断是否是鼻咽癌，这是诊断鼻咽癌的金标准。分期诊断的目的是明确鼻咽癌的早晚程度，用来指导制订治疗方案。主要包括影像学检查和临床检查，影像检查如CT、MRI扫描检查、B超和核素骨扫描检查，以及专科体格检查如五官、口腔、颈部、脑神经以及**腔镜检查**等。

27. 确诊鼻咽癌最重要的方法是什么？

确诊鼻咽癌最重要的方法是病理诊断。主要通过间接鼻咽镜或者纤维鼻咽镜下从鼻咽部肿物上取出组织送到病理科进行病理诊断分析。需要取较大的病变组织块才能做出比较清晰准确的病理诊断，然而在某些情况下，比如肿瘤较小或者肿瘤合并有感染坏死时，一次**活检**可能没有取到肿瘤组织，这种情况下，应该再次取**活检**，最好能够获得鼻咽部位肿物的病理诊断，这样治疗起来比较有针对性。如果鼻咽部组织难以取**活检**或者多次取**活检**仍无法确诊时，可以考虑对颈部肿大淋巴结行穿刺细胞病理学检查。在治疗前获得病变的病理诊断至关重要，一定要努力获得病理诊断。

28. 肿瘤细胞的分化程度与恶性程度有什么关系？

肿瘤分化在病理学上一般是用以表述肿瘤细胞趋向成熟的程度。肿瘤细胞与正常细胞的形态越相近，越提示肿瘤的分化比较成熟，通常表述为“高分化”，或称“分化好”。临床上大多数形态学分化好的肿瘤，恶性程度低；大多数形态分化差的肿瘤，恶性程度高；但并不是所有形态学分化好的恶性肿瘤**预后**都好，也不是所有分化差的肿瘤治疗效果就差。

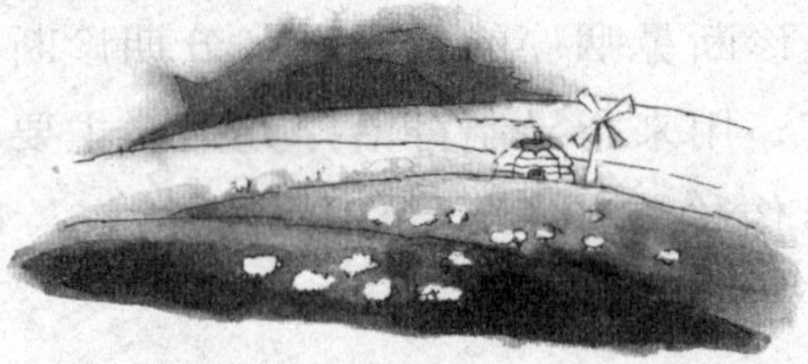

29. 什么是免疫组织化学染色？

免疫组织化学染色是根据免疫学抗原抗体特异性结合的原理，用标记抗体寻找组织细胞中抗原的方法，来检测组织细胞中可能存在某种蛋白分子。当肿瘤形态不典型，需要与其他组织来源的肿瘤相鉴别时，需要此类检测可以协助鉴别，肿瘤性质和病理类型的鉴别。

30. 如何解读免疫组化染色结果？

检测结果分为阳性、阴性、不确定。结果的表述方法并不是统一的（用文字或符号表述）。通常阳性用“+”，提示为检测到相应的蛋白分子，同时依据阳性的程度不同，辅以数字表示强度：弱阳（+）、中阳（++）和强阳（+++）。阴性结果的表述通常用“-”，提示没有检测到相应的蛋白分子。检测结果不确定经常用“+/-”，原因复杂，但至少提示对鉴别诊断没有参考意义。**免疫组化**检测结果判读是诊断病理专业性工作，需要结合组织学形态综合分析，对诊断和鉴别诊断的意义是病理医生通过最终诊断报告的文字内容体现的，而并非简单理解为“阳性”就是支持诊断，“阴性”就是否定诊断。

31. 鼻咽癌有哪些病理类型？

鼻咽癌有不同的病理类型，目前临床上主要采用 2005 年 WHO 分类标准，分为角化型癌、非角化型癌以及基底细胞样鳞状细胞癌 3 型，其中非角化型癌是我国鼻咽癌患者最常见的病理类型，约占 95%。这三种病理类型的肿瘤对放疗和化疗（化学治疗的简称）的敏感性不一样，角化型鼻咽癌比非角化型鼻咽癌对放化疗的敏感性差一点，但远处转移的机率低，总体**预后**并无明显差别。

32. 为什么有些鼻咽癌患者要做免疫组化检查?

临床研究发现，肿瘤生物学上恶性的特点以及使用分子靶向药物治疗的疗效与某些病理指标有很大关联，在鼻咽癌患者行病理组织的**免疫组化**检查如人**表皮生长因子受体**（EGFR）、**血管内皮生长因子**（VEGF）等检查时，可以对鼻咽癌的恶性程度、对放疗的敏感性以及**预后**判断进行提示，另外可以提示联合使用哪些分子靶向药物时疗效会更好些。

33. 对鼻咽癌组织检测 EGFR/VEGF 表达对治疗有什么帮助?

癌细胞表面有一个分子，医学上把它叫做**表皮生长因子受体**（EGFR），它能够和一种由肿瘤细胞分泌的、叫做细胞生长因子的分子结合，刺激肿瘤细胞生长、转移等。包括鼻咽癌在内的头颈部鳞癌细胞表面上 EGFR 的表达增加，而增加的程度与肿瘤对放疗和化疗的敏感性成反比。而且，现在已经研制出了抑制**表皮生长因子受体**的药物。VEGF 和 EGFR 相类似，是血管内皮细胞表达的刺激血管内皮细胞生长的细胞因子，它的高表达将刺激肿瘤血管生长，对治疗的反应差。同样，针对 VEGF 也已经有临床应用的药物。如果我们知道了肿瘤细胞 EGFR/VEGF 表达情况，可以指导医生选择用药，这就是我们检测 EGFR/VEGF 表达情况的意义。

34. 对鼻咽癌患者做核磁增强扫描检查有什么优势？

鼻咽癌原发灶的主要特点是鼻咽部病变向周围肌肉、窦腔、椎体、颅底骨组织浸润性生长，甚至侵犯脑组织。而鼻咽部的MRI增强扫描检查对肌肉组织以及骨皮质是否受侵犯的显示较CT检查分辨率高，可清楚显示鼻咽腔内病变，同时更清楚显示病变向四周侵犯的情况，能够对临床医生确定鼻咽癌局部病变、分期、选择治疗方案等有很大帮助。

35. 对鼻咽癌患者做MRI检查比CT检查好在哪里？

鼻咽癌发生部位周围的解剖结构以软组织、骨为主，结构比较复杂，而MRI增强扫描检查与CT检查相比软组织分辨率高、骨皮质侵犯分辨更清楚，MRI检查从横断面、冠状面、矢状面显示病变，较CT更清楚显示肿瘤侵犯的情况，确定肿瘤的分期。另外，结合MRI扫描的不同序列，对肿瘤与鼻窦的阻塞性炎症的鉴别比较容易。中耳积液在MRI图像上显示也非常清楚。

36. 为什么对鼻咽癌患者颈部也要做MRI检查？

颈部淋巴结是鼻咽癌常见区域淋巴结转移的部位。同时颈部淋巴结转移与否与鼻咽癌患者的预后有明显相关性。由于MRI检查对软组织分辨率高的特点，可以清楚显示颈部各区域淋巴结大小、是否侵犯到淋巴结以外、肿瘤内部是否坏死以及淋巴结与周围肌肉、血管关系等，进一步提高淋巴结分期的准确性，很好地帮助临床医生明确淋巴结的分期，选择更佳的治疗方案。

37. 为什么对鼻咽癌患者做鼻咽喉镜检查?

鼻咽癌在鼻咽部黏膜表面以及相邻的鼻腔和口咽黏膜上的侵犯范围往往会比 MRI 图像显示的要大，因为包括 MRI 在内的影像学检查上显示肿瘤组织需要一定大小和厚度才能显示出来。鼻咽癌沿黏膜面爬行时可能非常薄，有时候仅仅是黏膜颜色的改变，不易在影像学上显示出来。内镜检查能够帮助医生确定肿瘤在黏膜面上侵犯的范围。有时候 MRI 显示的信号改变也不一定是肿瘤所致，结合鼻咽喉镜检查能够帮助医生做出正确判断。另外，鼻咽癌患者同时发生口腔、口咽、下咽、喉等部位肿瘤也相对其他部位为高，鼻咽喉镜检查可以对上述部位进行很好的观察，确认这些部位是否有异常。在鼻咽喉镜下还可以对病变部位取组织**活检**来确定是否患有鼻咽癌。鼻咽喉镜检查方法简单、创伤小，是一个非常有用和经济的检查手段。

38. B超检查在鼻咽癌诊断中有什么作用?

B 超检查主要是利用不同组织结构对超声波反射的不同特点在二维层面上显示的一种影像技术。B 超检查经济且无创伤，在短期内可重复检查，便于密切随诊、动态观察。目前，B 超检查主要用于颈部区域淋巴结以及腹部器官如肝、胆、胰、脾、腹膜后淋巴结等是否有转移的初步**筛查**以及随诊。

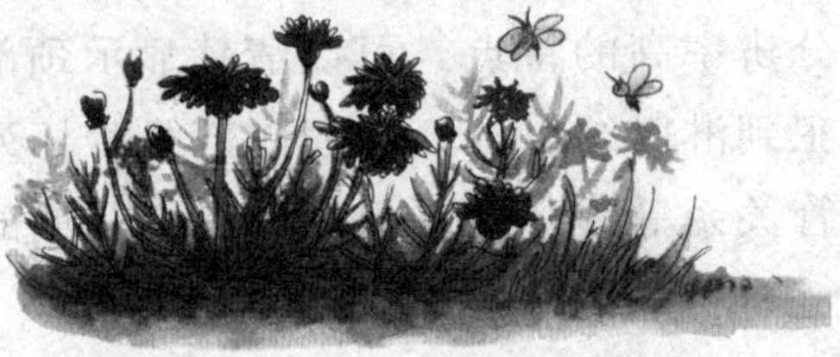

39. B超发现有颈部淋巴结是不是就是淋巴结转移了?

淋巴结是正常人体的组织结构，全身各部位都有。当身体某部位患病时，患病区域淋巴结就可能出现肿大。颈部淋巴结也不例外，良性疾病及恶性疾病导致的淋巴结肿大在形态学上有差异。查体发现颈部淋巴结质地变硬或B超检查发现颈部淋巴结肿大时，并不意味着就有淋巴结转移了，这还需结合B超中淋巴结的形态、大小、包膜完整性、内部回声以及内部血流等综合考虑，必要时配合MRI检查，甚至做颈部淋巴结切取**活检**检查来确定。

40. B超发现淋巴结有少许血流是否意味着淋巴结转移了?

在良性和恶性的淋巴结中，淋巴结内均有可能有少许血流。当B超的报告中说淋巴结有少许血流时并不意味着淋巴结转移，还需结合其他B超特征综合考虑，必要时配合MRI等检查。

41. B超检查在鼻咽癌诊断中有什么作用?

腹部脏器（如肝、肾、肾上腺）及腹膜后淋巴结是鼻咽癌常见转移的部位，通过方便、经济的B超检查可以初步评价淋巴结和脏器的情况，特别对于判断临床**触诊**阴性的颈部淋巴结的情况及是否有肝、肾、腹膜后淋巴结转移都有一定的帮助。

42. 发现颈部包块后应该怎么办？是否需要马上手术切掉？

如果无意中发现颈部包块后，不要自行对包块进行处理如挤压、反复触摸以及理疗等，更不要盲目在包块上贴膏药或敷贴草药。这些做法会导致错误判断而耽误治疗。发现颈部包块后，应去医院就诊，应先进行一些必要的无创性检查寻找原发病灶，如B超、胸部X线片等。还应仔细检查五官，必要时行间接鼻咽镜和间接喉镜检查。如在头颈部发现原发病灶，最好取原发灶处病理组织**活检**，如未发现原发灶，可行颈部包块穿刺**活检**，若穿刺**活检**无法明确可考虑行切除**活检**。当然，不是所有的颈部包块都是肿瘤，大部分是炎症、反应性增生。

43. 淋巴结穿刺活检会引起转移吗？

有的患者担心淋巴结穿刺可能会增加转移机率。从理论上说，淋巴瘤或者其他恶性肿瘤，即便不穿刺，肿瘤细胞也会侵犯到邻近器官组织，也会侵入肿瘤内部丰富的血管和淋巴管，随着血液和淋巴液广泛播散，这是恶性肿瘤的生物学特性。就恶性肿瘤的诊治规范而言，诊断是正确治疗的前提。肿瘤与非肿瘤、恶性肿瘤与良性肿瘤是完全不同的治疗方案，如果不做穿刺或**活检**，就得不到正确的病理诊断，选择任何治疗都是盲目的。一般来讲，只要治疗措施能够跟上，穿刺**活检**增加转移的机率非常小。

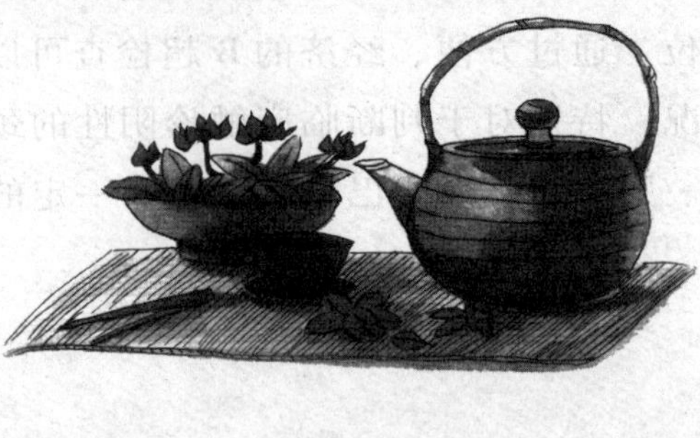

44. 确诊鼻咽癌后为什么还要做许多其他全身检查？

鼻咽癌属于恶性肿瘤中的一种，除了局部四周侵犯外，还有可能会向颈部淋巴结以及全身其他脏器或组织转移，常见的远处转移部位有骨、肝、肺部等。医生为了选择最佳治疗方案，首先需要明确鼻咽癌的分期，所以在确诊鼻咽癌后还需完善全身检查，评价是否有脏器或组织转移。对于颈部有大淋巴结转移或者局部肿瘤期别晚的患者，需要做胸部 CT，以便尽早发现比较早的转移病灶。

45. 骨头不痛为什么还要做骨扫描检查？

鼻咽癌最常见的转移部位有骨、肝和肺，部分患者出现上述脏器转移时并没有相关脏器损伤的症状或者说是特征性的临床表现。骨扫描检查主要是通过观察骨头的代谢情况评价骨病变，骨扫描通常可以在骨转移症状如骨痛等出现数月之前发现骨转移病变，可以帮助更好地确定肿瘤分期，为临床医生选择更优的治疗方案提供依据。

46. 鼻咽癌患者是否应做 PET-CT 检查？PET-CT 检查可以代替所有检查吗？

PET-CT 检查通过注射药物后行全身扫描，检查病变组织的代谢特点。肿瘤组织、炎症组织在 PET-CT 图像上都可表现为高代谢灶，某些正常组织如脑组织也可表现为高代谢。此外，PET-CT 空间的分辨率相对欠佳，表现为具体细节性的解剖结构显示不清晰，鼻咽癌周围有众多复杂解剖结构如脑组织、鼻窦等，从而难以明确具体的分期，影响疾病程度的判断。因此，目前在鼻咽癌患者的检查中，国内外的专家们并不支持用 PET-CT 代替所有检查，临床中主要将 PET-CT 检查用于发现远处转移灶。在鼻咽癌治疗后鉴定肿瘤残存或复发上，PET-CT 检查也会有一定的帮助。

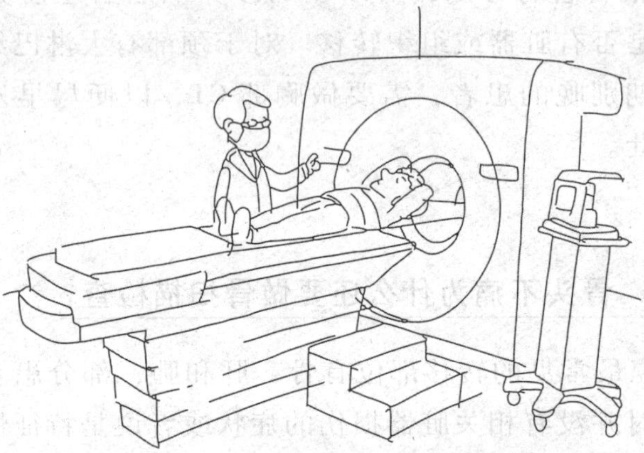

47. 什么是肿瘤标志物？

肿瘤标志物是指在恶性肿瘤发生和增殖过程中，由于肿瘤细胞的基因不同表达（高或低表达）而合成、分泌并脱落到体液或组织中的物质，或是由机体对肿瘤反应而异常产生并进入到体液或组织中的物质。这些物质有的不存在于正常人体内，只存在于胚胎中，有的在正常人体内含量很低，当身体内发生肿瘤时其含量逐渐增加超过正常人的水平。总之能够反映肿瘤存在和生长的这一类物质被称为肿瘤标志物。

48. 目前去医院抽血化验能查几种肿瘤标志物?

到目前为止人类发现的与肿瘤相关的标志物有大约上百种，但是常规应用到临床实验室检测的项目只有几十种，以下是临床常规检测的部分肿瘤标志物。

常用肿瘤标志物

编号	肿标名称	缩略语	参考范围	临床意义
1	甲胎蛋白	AFP	0~7ng/ml	诊断原发性肝细胞癌和生殖细胞的标志物。常见 AFP 水平增高的疾病有肝癌、睾丸癌、卵巢癌等；转移性肿瘤也会增高；良性疾病如肝硬化、急慢性肝炎、先天胆道闭锁等也可增高
2	糖类抗原 125	CA125	0~35U/ml	用于卵巢肿瘤的辅助诊断及肿瘤复发的监测。其他恶性肿瘤如乳腺癌、胰腺癌、肝癌、胃癌、肺癌等也可见增高，子宫内膜异位、盆腔炎等也可见增高
3	糖类抗原 15-3	CA15-3	0~25U/ml	乳腺癌辅助诊断及复发监测的指标。肺癌、卵巢癌患者也可见不同程度的升高
4	糖类抗原 19-9	CA19-9	0~37U/ml	结肠癌、胰腺癌的辅助诊断指标，肝胆系统癌、胃癌、食管癌、乳腺癌、淋巴瘤、卵巢癌等也会出现不同程度升高。胰腺炎时也会增高

续 表

编号	肿标名称	缩略语	参考范围	临床意义
5	糖类抗原72-4	CA72-4	0～9.8U/ml	消化、生殖、呼吸系统等腺癌的主要辅助诊断指标。常用于检测胃、肠道及卵巢上皮的恶性肿瘤
6	糖类抗原242	CA242	0～20U/ml	结肠癌、胰腺癌的辅助诊断指标
7	癌胚抗原	CEA	0～5ng/ml	结肠癌、胰腺癌、胃癌、肺癌、肝癌、乳腺癌可见增高，一些非肿瘤疾病也可增高
8	细胞角质素片段19	Cyfra21-1	0～3.3ng/ml	诊断非小细胞肿瘤的指标
9	铁蛋白	FER	男：30～400ng/ml 女：13～150ng/ml	常用于肝癌患者AFP测定值低时的补充检测项目，其他肿瘤（肺、胰腺、胆道、大肠等）患者铁蛋白也可相应增高
10	总前列腺特异性抗原	T-PSA	0～4ng/ml	前列腺癌、前列腺增生、前列腺炎患者血清T-PSA都可升高
11	游离前列腺特异性抗原	F-PSA	0～0.93ng/ml	辅助T-PSA，诊断及鉴别诊断前列腺癌
12	神经元特异性烯醇化酶	NSE	0～18ng/ml	小细胞肺癌的特异性诊断标志物。对于神经内分泌系统肿瘤、神经细胞瘤、黑色素瘤、甲状腺髓样瘤也有重要诊断价值

续 表

编号	肿标名称	缩略语	参考范围	临床意义
13	鳞状上皮细胞癌抗原	SCC	0~1.5ng/ml	鳞状上皮细胞癌的诊断指标。子宫颈鳞状上皮细胞癌、肺鳞癌、食管癌、膀胱癌患者血清中都可见升高
14	组织多肽特异性抗原	TPS	0~110U/L	多数上皮细胞肿瘤呈阳性，非上皮组织来源的肿瘤呈阴性

49. 用于诊断鼻咽癌的相关肿瘤标志物有哪些？

用于诊断鼻咽癌的相关实验室检查项目主要有：血清 EB 病毒检测和鳞状细胞癌抗原（SCC）检测。EB 病毒感染是鼻咽癌发生的危险因素之一，EB 病毒检测对于鼻咽癌的辅助诊断以及疗效判断均具有重要意义。临床上，可通过 EB 病毒血清学检测，EB 病毒 DNA 酶特异性抗体检测，EB 病毒基因及其表达产物检测等方法检查患者是否感染了 EB 病毒。鳞状细胞癌抗原（SCC），是一种特异性很好的鳞癌肿瘤标志物，鼻咽癌患者血清中可出现 SCC 的升高，且其浓度随着病期的加重而增高。SCC 检测，对于鼻咽癌的早期诊断和病程进展判断十分重要。

50. EB 病毒感染与鼻咽癌有什么关系？

研究中发现很多鼻咽癌患者的病变组织中出现 EB 病毒感染，但很多正常人组织中也会检测到 EB 病毒的感染。目前，初步的研究结果显示 EB 病毒感染可能是鼻咽癌的致病因素，出现

EB 病毒感染不一定意味着会患鼻咽癌，只是比无 EB 病毒感染的人较容易患鼻咽癌。

51. 检测 EB 病毒的指标包括哪些？

EB 病毒的检测指标主要有：EB 病毒的抗体，包括 VCA-IgA 和 EA-IgA。血液中这两个抗体阳性，说明感染过 EB 病毒。血液中的 EB 病毒 DNA 的数量可以用 EB 病毒 DNA 的拷贝数来衡量。

52. 检测 EB 病毒指标的意义是什么？

检测 EB 病毒抗体阳性主要是指有或者曾经有过 EB 病毒感染。EB 病毒是鼻咽癌可能的致病因素，在鼻咽癌发病率高的地区，EB 病毒抗体可以作为鼻咽癌**筛查**的一个指标。对于鼻咽癌患者，EB 病毒 DNA 的含量与**预后**有明确的关系，含量高，**预后**差。EB 病毒 DNA 或抗体水平变化与治疗疗效也有关系，治疗后 EB 病毒 DNA 含量（通常用拷贝数来评价）下降到检测不到的水平，疗效好，如果治疗前后，血液中 EB 病毒 DNA 含量都很高，则疗效差。治疗后 EB 病毒指标反弹，也提示有复发或转移的可能。EB 病毒指标可用于鼻咽癌治疗后疗效监测和随诊。

53. 如何看 EB 病毒检测报告？

EB 病毒的检测方法有许多种，如 EB 病毒血清学检测、DNA 酶特异性抗体检测、EB 病毒基因及其表达产物检测等。由于各医院医疗诊治级别的差异，患者到不同医院就诊，可能会遇到不同的 EB 病毒检测方法。下面的表格列举了临床常见的 EB 病毒检测方法及其临床意义。

常见 EB 病毒检查方法及临床意义

检测方法	临床意义
EB 病毒 VCA-IgA/IgG	衣壳抗原（VCA）是 EB 病毒感染人体后，合成的病毒结构蛋白，其相关抗体可在感染者血清中检出。其中，VCA-IgG 抗体普遍存在于各种人群的血清中，IgA 则多见于鼻咽癌患者血清。因此，VCA-IgA 用于鼻咽癌的**筛查**。需要注意的是，VCA-IgA 具有 7%～10% 的**假阴性**与较高的**假阳性**，因此它只能作为鼻咽癌的辅助诊断方法
EB 病毒 EA-IgA/IgG	早期抗原（EA）是 EB 病毒感染人体细胞后，合成的病毒非结构蛋白，它的存在提示病毒复制活跃，其相关抗体可在感染者血清中检出。与 VCA 抗体相比，EA 抗体的特异性很高，其中 IgA 的特异性更高于 IgG；而且 EA-IgA/IgG 会随病情进展而滴度增高。因此，EA-IgA/IgG 常作为鼻咽癌初筛后的进一步检查；或 EB 病毒的联合诊断指标
EB 病毒 DNA 酶特异性抗体检测	94% 鼻咽癌患者血清中存在高滴度的 EB 病毒 DNA 酶 IgG 抗体，且鼻咽癌、其他癌、正常人群三者之间该抗体水平有显著差异。因此，EB 病毒 DNA 酶特异性抗体可作为鼻咽癌的联合诊断指标，同时对鼻咽癌的**预后**和疗效判断有一定意义
EB 病毒 EBNA 检测	EBV 核抗原（EBNA）位于 EB 病毒感染的 B 细胞核内，为 DNA 结合蛋白。临床可通过抗补体免疫酶法检测鼻咽脱落细胞、细针穿刺物涂片、**活检**组织中的 EB 病毒 EBNA，该法简单、特异性和敏感性高，有助于鼻咽癌的临床诊断与颈淋巴结转移癌、其他癌瘤、非癌瘤的鉴别诊断

续 表

检测方法	临床意义
EB 病毒 Zebra/IgG 抗体检测	Zebra 是 EB 病毒感染人体后，合成的反式激活蛋白，它可活化病毒早期基因，其相关抗体可在感染者血清中检出。鼻咽癌患者 EB 病毒 Zebra/IgG 抗体显著高于其他人群，且随着鼻咽癌的病情变化而消长，因此该抗体可用于鼻咽癌的辅助诊断及高危人群的**筛查**
EB 病毒 DNA	鼻咽癌患者的**活检**组织中可检出 EB 病毒 DNA，且随着病程的进展，EB 病毒 DNA 阳性细胞数及其阳性程度越来越高，而 EB 病毒 DNA 并不存在于正常鼻咽组织、慢性炎症组织等。因此，EB 病毒 DNA 表达及其强度可作为鼻咽癌及其高危人群的**筛查**指标
EB 病毒潜伏基因 EBERs	鼻咽癌患者的**活检**组织 EBERs

除了上述检查项目，临床还有一些新的 EB 病毒检测方法，如检测组织是否表达 LMP-2A、mRNA、EBNA-1。医生会根据自己医院的检测条件以及临床诊治的需要，从中选择合适的方法对患者进行诊断。

54. 体检查出鳞状细胞癌抗原高出正常值，是否一定得了鼻咽癌？

答案是否定的。首先，让我们了解一下鳞状细胞癌抗原（SCC）：SCC 是一种糖蛋白，存在于鳞状细胞癌的胞质内。它是一种特异性很高的鳞癌肿瘤标志物，宫颈癌、肺癌、头颈部癌（包括鼻咽癌）患者血清中均可出现 SCC 的升高，且其浓度随着病期的加重而增高。但是，血清 SCC 升高不代表一定得了癌症。因为，肝炎、肝硬化、胰腺癌、肺炎、肾衰竭、结核等患者的血清中，SCC 也会发生一定程度的升高；另外，如果血液标本被唾液、汗液或其他体液污染，也有可能会导致 SCC 测定值的假性升高。因此，当体检查出 SCC 高出正常值，不要认为自己一定得了鼻咽癌，正确的做法是：到医院就诊，复查血清 SCC，同时进行其他辅助检查，以明确诊断。

55. 鼻咽癌分几期？

鼻咽癌目前国内外有两种常用的分期，一个是国际抗癌联盟/美国癌症联合委员会（UICC/AJCC）制订的 TNM 分期，另一个是 2008 年中国鼻咽癌协作组制订的鼻咽癌分期。由于我国及东南亚地区鼻咽癌发病率明显高于世界上其他国家和地区，我国在治疗鼻咽癌方面更有经验，国内临床上常用的是 2008 年中国鼻咽癌协作组制订的鼻咽癌分期。患者在被确诊鼻咽癌后，应完善鼻咽部和颈部 MRI 扫描、**纤维鼻咽喉镜**以及全身检查，按病变的不同程度共分四期，从轻到重，分别为Ⅰ、Ⅱ、Ⅲ和Ⅳ期，其中Ⅳ期病变又可根据鼻咽部病变、淋巴结病变以及是否远处转移进一步分为$Ⅳ_a$、$Ⅳ_b$和$Ⅳ_c$期。

56. 鼻咽癌患者出现头痛可能是到了哪一期？

由于鼻咽癌向周围结构和器官浸润性生长，在肿瘤生长过程中会出现肿瘤组织部分坏死，往往在不同程度或者不同部位出现局部感染；肿瘤生长过程中会导致鼻窦、颅骨、脑膜以及脑组织受侵，上述原因均能造成患者出现头痛。头痛的部位以及头痛不同性质与病变侵犯部位和程度相关，因此，出现头痛患者的病情可以是早期或晚期，一般情况下持续性、进行性加重、难以耐受的头痛表示可能有颅底骨质的侵犯，病变相对晚一些。具体精确的分期需要结合影像学和临床检查来确定。

57. 鼻咽癌患者出现脸部麻木可能到了哪一期？

脸部麻木主要体现在脸部皮肤的感觉异常，通常是表现为感觉的迟钝或麻木，在排除既往的神经性或者病毒感染的病变后，需要通过与对侧脸部或者周围脸部感觉相比较才能检查出。由于鼻咽癌向四周扩张生长，往往会侵犯颅底各出入颅外的孔隙，在这些孔隙中会有颅神经的通过，一般来说脸部麻木提示有第 5 对颅神经（也就是三叉神经）受侵犯，若颅神经有受侵，在 2008 年中国鼻咽癌工作组制订的鼻咽癌分期中，局部病变分期为 T_4，一般是 IV_a 期以上。

58. 鼻咽癌患者出现看东西有重影估计到了哪一期？

看东西有重影主要体现在看远处物体时或者朝一边看东西时出现两个影子，特别表现在家看电视时出现该情况。必须注意要排除高血压、糖尿病等慢性病引起的视力下降或者视神经损伤等情况。因鼻咽癌向四周扩张生长，往往会侵犯颅底各出入颅外的孔隙，这些孔隙中有颅神经的通过，一般来说看东西重影提示第六对颅神经（也就是外展神经）受侵犯，若颅神经有受侵，在 2008 年中国鼻咽癌协作组制订的鼻咽癌分期中，局部病变分期为 T_4，一般是 IV_a 期以上。

59. 哪些化验检查需要空腹？

患者到医院做血液化验前，负责采集静脉血的护士都要询问“吃饭了吗？是空腹吗？”部分医院在抽血室和检验申请单上也有提示：“患者抽血前应空腹”。

随着医学的发展，临床检验项目不断增加，截止到今年我们国家批准的检验项目就有1000多项。各个医院根据临床诊疗的需求不同，开展的检验项目数量和内容也不同，但是基本的检验项目是相同的，包括几大类：血液、生化、免疫等（比如：血、尿、便常规检验，肝功能、肾功能、血糖、血脂、凝血相关项目、肝炎病毒等检验）。这么多的检验项目哪些必须空腹抽血？

临床生物化学检测项目中肝功能、肾功能、血脂、血糖、离子及血液凝集等系列项目的检测，需要空腹抽血检测。

临床血液、尿液的基础检验项目中血常规、晨尿常规需要空腹抽血或留尿检测。

临床免疫检测项目中甲状腺功能相关的检测项目需要空腹抽血。

60. 为何要空腹抽血？

（1）人在空腹时，机体处在相对的生理**基础代谢**状态，这个时间段抽血检验其测试结果能够准确反映机体真实情况，并且可排除饮食、药物等因素对检测的影响。

（2）多数人在早间运动较少，而在进食、劳动、运动、工作等诸多相对运动量较多的因素的影响下，可使一些化验指标发生波动，不利于测定结果的相对稳定和准确。由于人体生物周期的变化，某些项目指标因采血时间不同，变化较大，如**皮质醇**分泌高峰在早晨，下午至晚间则逐渐下降。血液基础检验中的血常规里的项目在一天当中会随着进食、活动等**基础代谢**的变化而波动，因此在同一时间测定的结果才具有可比性。如果需要定期监测某个项目，建议在相同的时间段进行检测，另外与以往所做结果做比较时还要结合病情综合分析。

（3）若早晨验血前进食，尤其是食用了牛奶、豆浆、油炸食品、鸡蛋、糕点等食物后，食物消化后产生的大量**乳糜微粒**便会很快地吸收进入血液，此时的血液也会“浑浊”，医学上称为“**脂肪血**”。由于不少**血液生化检查**是通过标本颜色的变化来做出判断的，若血液因**乳糜微粒**而显得浑浊时，那么检验人员和检测仪器就很难观察清楚。特别是在使用仪器做血脂测定时，“**脂肪血**”将影响测定的准确性。食用高糖食物两小时内可使血糖迅速升高，不能反映真实的血糖结果。因此在前一天晚间进食后到第二天清晨，空腹时间达10小时以上，身体内各种化学物质已达到相对稳定和平衡，此时抽血可得到相对稳定和准确的结果。因此，建议做生化相关项目检验时采用空腹抽血，但在特殊情况下也可以在清淡饮食后6小时采血化验，不过，做血脂检验时必须在餐后10~12小时方可采血。为了使某些验血项目检测得更精确，希望患者一定要遵循医嘱。

61. 血液常规检查主要检测血液中的哪些成分？

血液常规检查是检验项目中最基础及最常用的检验项目，肿瘤患者来医院就诊，医生一般都会开血常规检查来了解患者的基础状况。血常规主要检测血液中的红细胞、白细胞、血小板等有形成分的数量及形态，通过检验报告中的不同检验项目表示出来。血常规检查的具体项目见下表。

血常规检查项目

项目名称（中文）	项目名称（英文）
白细胞计数	WBC
中性粒细胞绝对值	NEUT#
中性粒细胞百分比	NEUT%
淋巴细胞绝对值	LYMPH#
淋巴细胞百分比	LYMPH%
单核细胞绝对值	MONO#
单核细胞百分比	MONO%
嗜酸性粒细胞绝对值	EO#
嗜酸性粒细胞百分比	EO%
嗜碱性粒细胞绝对值	BASO#
嗜碱性粒细胞百分比	BASO%
红细胞计数	RBC
血红蛋白	HGB
红细胞比容	HCT
红细胞平均体积	MCV
红细胞平均血红蛋白浓度	MCHC
红细胞平均血红蛋白含量	MCH
红细胞体积分布宽度变异系数	RDW-CV
红细胞体积分布宽度标准差	RDW-SD
血小板计数	PLT

续 表

项目名称（中文）	项目名称（英文）
血小板体积分布宽度	PDW
血小板平均体积	MPV
大型血小板百分比	P-LCR
血小板比积	PCT

62. 血常规报告中红细胞相关项目的意义是什么？

血常规检验报告中红细胞计数、红细胞比容、血红蛋白主要用于判定患者是否存在贫血；红细胞平均体积、红细胞平均血红蛋白浓度、红细胞平均血红蛋白含量主要用于分析贫血的类型及原因；而红细胞体积分布宽度主要用于判定患者的红细胞形态是否一致，对判定贫血的类型及原因有一定的辅助作用。例如：血红蛋白正常下限成年男性为120g/L、女性为110g/L，若血红蛋白在90g/L至正常下限为轻度贫血，60~90g/L为中度贫血，低于60g/L为重度贫血。

63. 血常规报告中白细胞相关项目的意义是什么？

白细胞是血液中常见的有核细胞，根据形态特征将其分为粒细胞、淋巴细胞和单核细胞三类。

肿瘤患者的白细胞计数、中性粒细胞百分比、中性粒细胞绝对值升高多见于细菌性感染、升白细胞药物治疗后、手术后**应激状态**；白细胞计数、中性粒细胞百分比、中性粒细胞绝对值减低多见于放化疗后骨髓功能抑制；淋巴细胞百分比、淋巴细胞绝对值升高多见于病毒感染、淋巴瘤、放化疗后骨髓功能抑制；淋巴细胞百分比、淋巴细胞绝对值减低多见于细菌性感染、升白细胞药物治疗后；嗜酸性粒细胞百分比、嗜酸性粒细胞绝对值升高多见于**过敏反应**。

64. 血常规报告中血小板相关项目的意义是什么?

检验报告中与血小板相关的检验项目有血小板计数、血小板体积分布宽度、血小板平均体积、大型血小板比率。

肿瘤患者中有30%~40%的病例在病程的不同时期出现血小板增多症，尤以慢性粒细胞白血病、恶性淋巴瘤多见，脾切除术、急慢性出血、手术后、**骨髓抑制**恢复期等也可出现血小板增多；血小板减少多见于放化疗后骨髓功能抑制、肿瘤侵犯骨髓及**弥散性血管内凝血**等。血小板体积分布宽度、血小板平均体积、大型血小板比率主要用于判定血小板的形态，对判断骨髓造血功能有一定的临床意义。

65. 接受放、化疗的肿瘤患者为什么要定期进行血液常规检查?

因为放、化疗对患者骨髓造血功能有影响，因此，接受放、化疗的肿瘤患者在放化疗之前一定要进行血液常规检查，以确定是否能够进行放化疗。通常要求血液常规检查白细胞计数大于$4.0\times10^9/L$、血小板计数大于$80\times10^9/L$的患者才能进行放、化疗。若白细胞、血小板太低，是不能进行放、化疗的，如果在白细胞、血小板较低时进行放、化疗，药物会进一步抑制骨髓的造血功能，进而使得白细胞、血小板进一步降低，这样很容易使得患者免疫力下降，易发感染，或者血小板太低造成出血等危险情况。在放、化疗期间以及结束后也要定期复查血液常规检查，以监测患者骨髓造血状态。那在放、化疗结束后为什么也要定期监测血常规呢？有的患者在放、化疗结束时查血常规可能是正常的或者稍低，不需要药物进一步治疗，但是一般的化疗药物或者放疗的射线还会有后期效应，这些效应并不能完全在治疗期间显现，在治疗结束后还会继续影响骨髓的造血功能，使得白细胞、血小板进一步降低，所以还是需要定期复查血常规，以便及时发现问题，及时给予相应的治疗，防止紧急危险情况的发生。

66. 什么是晨尿？尿液常规分析为什么一般要求留取晨尿进行检测？

医生在开尿常规检查时一般都会交待患者最好留取晨尿进行送检，那么什么是晨尿呢？晨尿就是清晨起床后第一次排尿时收集的尿液标本。这种尿液标本较为浓缩，尿液中的血细胞、上皮细胞、病理细胞、管型等有形成分的浓度较高、形态也较为完整，有利于尿液形态学和化学成分分析。

67. 如何留取合格的大便常规检查标本？

大便标本要由患者自己留取送检，同样留取合格的标本对于得到正确的化验结果也是至关重要的。所以患者更应该遵从医嘱留取标本。留取合格的大便常规标本还有哪些注意事项呢？

（1）留取大便常规检查标本前到医院指定地点领取清洁的一次性防渗漏标本容器。

（2）应留取异常成分的粪便，如含有黏液、脓血等病变成分的标本送检；外观如无异常，需从表面、深处及粪便多处取材送检。送检标本大小以蚕豆大一块为宜。

（3）灌肠标本或服油类泻剂的粪便标本不宜送检。

（4）应避免混有尿液、消毒剂及污水等杂物。

（5）留取后应立即送检。放置时间过久，可能会导致细胞破裂、阿米巴等一些寄生虫的死亡，难以检出异常成分，从而影响检测结果的准确性。

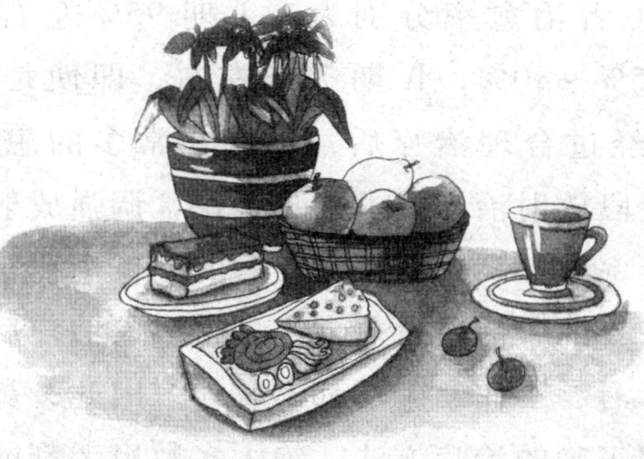

三、治疗方法篇

（一）总论

68. 鼻咽癌能治好吗？

鼻咽癌对放、化疗比较敏感，尽管得了鼻咽癌非常不幸，但治疗效果非常好。肿瘤的早晚是决定疗效非常重要的因素。一般情况下，从早到晚分Ⅰ、Ⅱ、Ⅲ、Ⅳ期。在现有的治疗条件下，各期鼻咽癌患者治愈率分别为：Ⅰ期95%左右，Ⅱ期85%～90%，Ⅲ期75%～80%，Ⅳ期70%左右，即使是有远地转移的$Ⅳ_c$期患者，经过合理治疗后，仍有非常多的患者能够长期生存。而且现阶段放射治疗技术进步很快，调强放射治疗技术应用后，不仅生存率有提高，而且治疗后的副作用比常规放疗明显减少，治疗后患者的生活质量非常高，很多人治疗后恢复到正常人生活状态，学习、工作、生活都不耽误。因此，鼻咽癌患者要积极应对，选用正确的治疗方法，绝大多数患者都能获得比较好的效果。

69. 鼻咽癌晚期了还有希望治好吗？

随着现代放疗技术的进步以及综合治疗的进展，鼻咽癌的治疗疗效较前明显增高，早期鼻咽癌治愈率达到90%～95%，中期也达到了70%～80%，即使是晚期患者，治愈率也达到了60%～

70%，治疗后有转移的患者，部分患者的治愈率都达到30%。所以，即使是患了鼻咽癌也一定要树立信心，相信自己能够战胜癌症，成为抗癌明星。

70. 鼻咽癌的治疗原则有哪些？怎么遵循这些原则？

癌症的治疗需要遵循的原则有：综合治疗的原则、循证医学的原则、个体化治疗的原则等。治疗原则需要根据癌症的生长部位、局部侵袭、淋巴结转移以及远隔部位脏器转移的情况，癌症的期别是早期或晚期，患者的年龄，是否有合并症，身体情况的好坏以及所患肿瘤对哪种治疗手段有效等特征来制订。不同的肿瘤治疗原则是有差异的。

鼻咽癌生长在头颅的正中央，被颅底的骨头包绕，与掌控人体视力、听力、语言、运动以及呼吸等重要功能的器官和组织邻近，鼻咽癌向周围生长可以破坏或者危及这些器官或组织，通常为不规则生长、边界不清。鼻咽癌的生长特点决定了外科手术在鼻咽治疗中的局限性，因为外科手术不容易将肿瘤完全切除干净；但如果为了尽可能切除肿瘤而勉强实施手术，就无法对重要的器官及其功能进行保护。

鼻咽的生物学特点表现为容易出现颈部淋巴结转移，确诊鼻咽癌的患者中，80%都有淋巴结转移，而且通常是双颈多发淋巴结转移。

鼻咽癌对放射治疗和化学治疗敏感。由于鼻咽的生长、转移特点以及对放化疗敏感的特性，决定了鼻咽癌以放射治疗作为第一选择，也就是说首选的治疗手段。总体治疗原则，根据患者的病变早晚，早期鼻咽癌单纯放射治疗就能完全治好；中晚期鼻咽癌治疗原则应该是放射治疗联合化疗；诊断时就发现有远处脏器转移的患者应该以化学治疗为主，化疗后根据情况行放射治疗。

71. 为什么对肿瘤需要综合治疗？

治疗肿瘤强调综合治疗，综合治疗就是要根据患者的身体情况，疾病病程的早晚，合理利用现有的肿瘤治疗手段，达到提高肿瘤治疗疗效、同时还要减少患者在治疗中和治疗后的痛苦、尽量保护患者的器官功能、提高生活质量的目的。

72. 治疗鼻咽癌需要将手术、放疗、化疗以及其他各种手段都用上吗？

肿瘤综合治疗强调的是合理应用现有肿瘤治疗手段，这个“合理”的基础是患者的身体状况，疾病的早晚程度。比如说，患者的身体情况不好，合并有严重的心脏病、脑血管疾病以及其他一些内科疾病，即使这个病可以手术，也不应采取手术治疗。鼻咽癌不首选手术治疗，手术在鼻咽癌中只起辅助和挽救作用。早期鼻咽癌（如临床Ⅰ期），放射治疗就完全能够治好，就不需要再加上化学治疗或分子靶向药物治疗等其他手段。如果这样做，就不是综合治疗，而是过度治疗。

73. 鼻咽癌的综合治疗应该怎样进行？

鼻咽癌的综合治疗首先要确定疾病的期别，患者的一般情况、年龄等因素，如果没有身体条件的限制，早期（Ⅰ、Ⅱ期）鼻咽癌患者选择单纯放射治疗就可以治愈了；Ⅲ/Ⅳ期 M_0（没有远地转移）鼻咽癌患者应该选择以放疗为主联合化疗的治疗方案，有条件的患者还可以选择增加分子靶向药物治疗。如果诊断时就有了远地转移（M_1）的鼻咽癌患者应该选择以化疗为主，化疗后根据情况再选择时机接受放射治疗。不管是哪一期鼻咽癌患者，都有可能需要接受放射治疗，因此，在开始治疗前，请咨询放射治疗科医生。

74. 鼻咽癌综合治疗组由哪些医生组成？其主要职责是什么？

一般大的肿瘤医院或者肿瘤治疗中心都会有肿瘤综合治疗组，它的构成与该肿瘤的主要治疗手段相关，一般由负责该肿瘤首选治疗手段的科室牵头来组建。鼻咽癌是以放射治疗为首选或主要治疗手段，放射治疗科医生在鼻咽癌综合治疗组中起组织者的作用。鼻咽癌综合治疗组的主要构成和职责为：

放射治疗科医生：负责鼻咽癌综合治疗组的日常工作，确定鼻咽癌患者治疗原则。

肿瘤内科医生：参与鼻咽癌综合治疗方案的制订。

外科医生：鼻咽癌挽救治疗。

病理科医生：明确病理诊断。

影像科医生：明确鼻咽癌的侵犯范围。

（二）放射治疗

75. 放射治疗是怎么回事？

简单来说，放射治疗就是利用放射线能杀死肿瘤细胞的基本原理来治疗肿瘤。目前，用来治疗肿瘤的放射线主要有高能量的

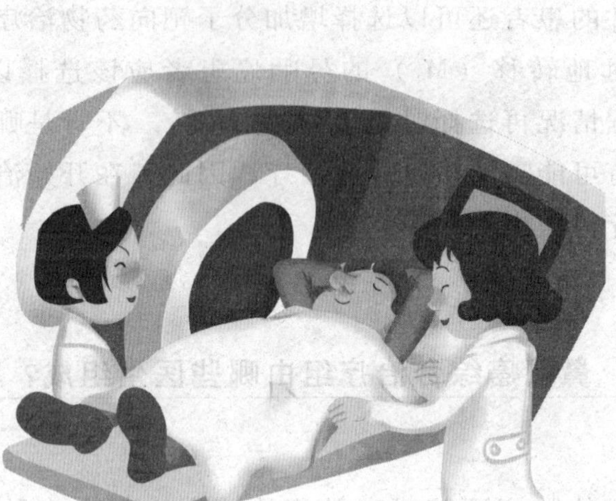

X 射线、高能量的电子射线（β 射线）以及最常用来做近距离治疗的伽马射线（γ 射线）。这些射线杀死肿瘤的方式是通过损伤肿瘤细胞核内的 DNA，导致肿瘤细胞死亡，从而达到治疗肿瘤的目的。

76. 放射治疗和核辐射有关系吗？特别可怕吗？

生活中经常会听到核辐射这个词，比较熟悉的有二战期间在日本广岛和长崎爆炸的原子弹造成的核辐射以及前苏联切尔诺贝利核电站爆炸事件导致的核辐射。这些核辐射事件导致了很多人死亡和严重的环境污染，存活者中许多人后来患了肿瘤。2011 年因海啸引发的日本福岛核电站泄漏产生的核辐射导致了严重的环境污染和公众恐慌。这些事件都令人心生恐惧，以至于有些人谈“核”色变。

放射治疗的射线和核辐射完全是两码事，首先它的辐射源与核电站或原子弹的不一样。其次，医疗上的放射线和放射源都是可控的，它的储存、应用都有严格的管理制度保证安全，不会对患者、操作人员以及公众产生类似核辐射的危险。此外，目前大多数肿瘤治疗中心应用的放射治疗外照射机器都是直线加速器，只有在接通电源的情况下才产生射线，而且这些射线受到非常好的控制，对操作人员、公众都是非常安全的。当然，在需要接触这些射线时，操作人员会告诉患者防护方面的知识。所以，大可不必在医生告知需要进行放射治疗时而感到紧张和害怕。

77. 放射治疗的流程是怎样的?

放射治疗是一个系统工程，需要做大量的工作，一般把整个放疗过程分成三个阶段：第一阶段为准备阶段；第二阶段是放疗计划设计阶段；第三阶段是放射治疗的执行阶段。

准备阶段需要完成的工作：确定肿瘤分期，明确肿瘤侵犯范围。做好放疗前准备工作，如签署放射治疗知情同意书，头颈部放疗前需做口腔处理，肿瘤合并有感染者也需要控制感染，如全身应用抗生素或者局部双氧水漱口等。如果有其他影响放疗的合并症也需要先治疗纠正。同时，患者及患者家属也需要做好心理的和身体上相关的准备工作。

计划设计阶段：医生根据患者的病情以及患者的要求和愿望，共同选择放射治疗技术，完成患者 CT 模拟/常规模拟定位、靶区勾画和放疗计划的设计、放射治疗计划的验证等相关工作，医生和物理师共同确认治疗计划。

放射治疗的执行阶段：放射治疗开始执行，每周需要进行治疗位置是否正确的验证并对患者的肿瘤和正常组织进行检查，观察疗效，如有反应给予相应的处理。

78. 为什么放射治疗前需要签署知情同意书?

放射治疗是肿瘤治疗的主要手段之一，我们通常说放射治疗是一把双刃剑，既能治疗肿瘤，也会对身体的健康组织造成损害。有时候放射治疗带来的损伤还比较严重，对患者的生活质量和自理能力带来较大影响，甚至危及生命。因此，患者在放射治疗前必须对所患肿瘤接受放射治疗可能带来的损伤有比较充分的了解，权衡利弊，在能够承担风险的前提下接受放射治疗，在治疗开始前，医生会和患者交代风险，让患者充分了解，在完全同意和自愿的前提下，签署放射治疗知情同意书，如果是未成年人或者丧失民事能力的患者，由监护人签署知情同意书。

79. 放疗前患者需要做哪些心理准备?

鼻咽癌放射治疗是一个相对较长的过程，患者在治疗前需要做的准备有几点：①患者需要树立起战胜疾病的信心，如鼻咽癌对放疗敏感，目前治疗效果非常理想，要相信在医生努力和自己的配合下，一定能够治愈；②患者需要调整好心态，有的患者得知自己患病后，非常恐惧，这样对治疗疾病百害而无一益；因此，在治疗前，一定要放宽心，坦然面对，积极配合治疗；③患者需要构筑好克服困难的心理准备，放射治疗过程中会出现一些副反应，这是机体对外来刺激的生理反应，医生也一定会想最好的办法把副反应发生率和严重程度降到最低，完全有办法完成治疗。

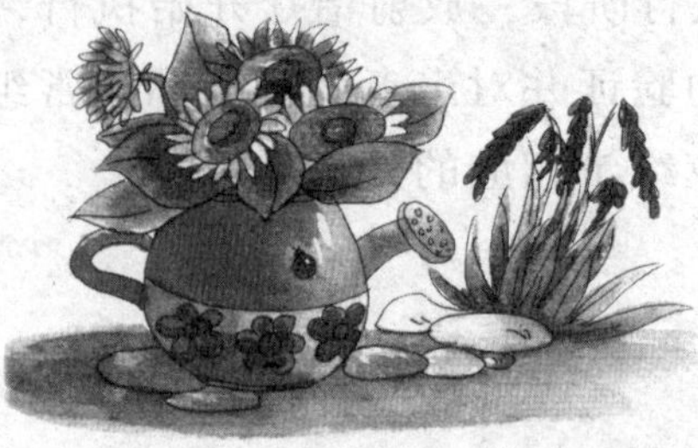

80. 放疗前家属需要做哪些准备?

作为家属，当自己的亲人患病的时候，肯定心里特别着急，甚至特别慌张，一时间不知如何是好。这很正常，但不能持久，要很快冷静下来，面对现实，考虑一下自己能做什么。需要做哪些准备呢?

（1）要保持镇定，平和心态，承担起家里的重任，表现出负责任的态度，让患者感到有家人在，什么都能战胜。

（2）要营造良好的亲情氛围，使患者能够感受到亲情的温暖，多多鼓励患者，建立对战胜疾病的信心。

（3）要消除患者的心理和精神负担，让他能够用全部的精力去配合治疗。

（4）学习成为一个最称职的厨师，保证患者的营养支持。放射治疗非常重要的一点就是要保持治疗位置的准确和重复性好，所以治疗过程中保持体重是非常重要的，这就要求保证足够的营养以获得充足的体力。而且鼻咽癌放射治疗中出现的或多或少，或轻或重的放疗反应，都会使食欲和进食受到一些影响。所

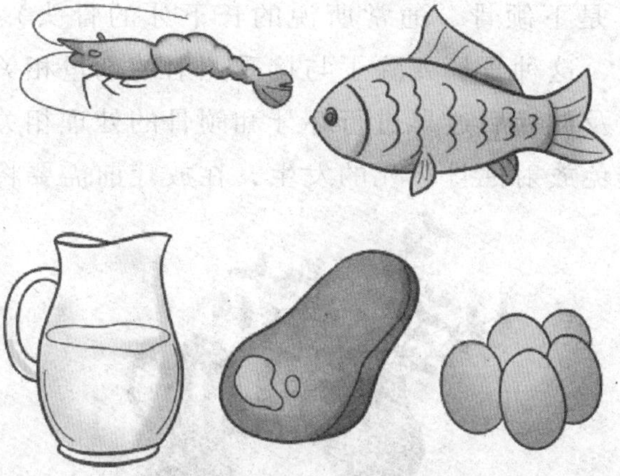

以，要给患者做些喜欢的口味、容易消化和吸收、高蛋白的食物是非常重要的事情之一。当然，营养支持要避免越贵越好的误区，正常的食物，保证一定量的肉、蛋、奶和蔬菜最佳，变换些花样。

81. 放射治疗对患者的衣服有什么要求吗？

为了减少对照射区域皮肤的摩擦和刺激，建议患者放疗期间穿柔软宽松、吸湿性强的纯棉类内衣；避免穿粗糙及化纤类衣物。头颈部接受放疗的患者，上衣最好穿无领开衫，不要穿硬领衬衫，男士不打领带，便于穿、脱和保护颈部皮肤。

82. 头颈部肿瘤放疗前为什么要拔除坏牙？

鼻咽癌以及头颈部肿瘤放射治疗照射的范围大，剂量高，尽管现在调强放射治疗技术对正常组织能够进行较好的保护，但与肿瘤邻近的结构无法避免部分高剂量照射，这些结构受到高剂量照射后，会在治疗后比较长的一段时间后出现晚期的损伤，其中颌骨（尤其是下颌骨，通常所说的长下牙的骨头）有可能出现放射性坏死，这种骨坏死除了与接受照射的剂量相关外，还与是否有坏牙以及放疗后过早进行坏牙和颌骨的处理相关，因此，为了降低和避免放射性骨坏死的发生，在放疗前需要将口腔内的坏牙先拔除。

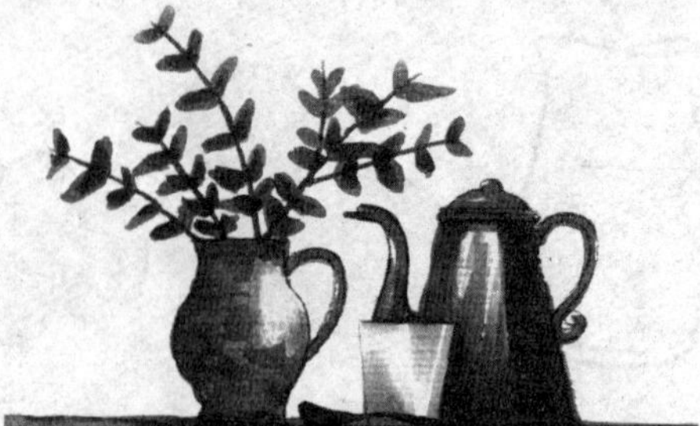

83. 癌症患者放疗期间怎么应对合并症？

有些癌症患者可能会合并有其他的疾病，如心脏病、高血压、甲亢、糖尿病等，这些合并的疾病多是常见病，并不稀奇，有合并症的癌症患者也不必紧张，这些疾病都有办法控制。得到良好控制的这些合并症，不影响癌症的放射治疗。治疗中医生会关注这些疾病的控制情况。作为患者，不要忘了服用治疗合并症的药物，并及时向医生反应变化情况。

84. 合并有糖尿病的患者会增加放疗的风险吗？

糖尿病是一种常见病，很多患者在诊断癌症时合并有糖尿病，有的已经有几年糖尿病病史了，有的是初次发现患有糖尿病。那么，糖尿病会影响放疗的效果吗？会增加放疗副作用吗？

一般不会影响放疗疗效。首先，糖尿病是能控制的，好多患者患有糖尿病多年，但一直控制很好。即使是初次发现患有糖尿病，也有办法把血糖控制在正常范围内。所以，合并有糖尿病的癌症患者不必担心。

伴有糖尿病患者的正常组织对放疗要敏感些，可能放疗反应要稍微重一些。医生在治疗过程中会密切关注患者的反应，给予积极的处理，保障患者能够顺利完成治疗。有血糖仪的患者，可以增加监测血糖的次数和频率，及时了解血糖控制情况，并告诉医生，协助控制好血糖。

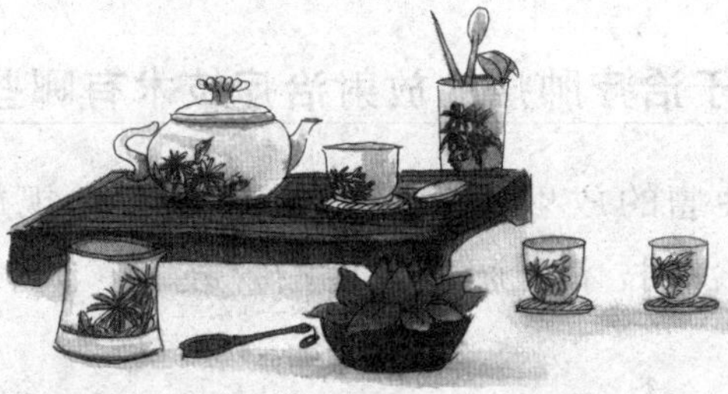

85. 什么是放疗的定位和CT模拟校位？

放射治疗利用射线杀死肿瘤，非常重要的一点就是，需要知道肿瘤在身体的哪个部位，周围有些什么样的结构，他们和肿瘤组织是什么样的相对位置关系？其中哪些是非常重要的，是必须要保护的，患者采用什么样的体位比较舒服，而且符合放射治疗的要求，用什么方法固定能够保证患者在每次治疗时的位置一致？了解这些内容的过程就是定位的过程。定位方法有两种，一种是常规模拟机定位，一种是CT模拟机定位。常规模拟机定位获得的患者需照射部位的正、侧位影像；而CT模拟定位获得的是患者需照射部位的断层图像，再经过计算机处理后，可以获得整个需照射部位的三维立体图像，非常逼真的还原肿瘤和周围组织的关系。现在大多数放疗中心采用CT模拟定位。

86. 放射治疗的机器有哪些？

高能X射线和电子线由直线加速器产生，γ射线最常用的是由放射性同位素^{60}钴产生。

现在大多数医院装备的是直线加速器，随着制造技术和计算机控制技术的进步，直线加速器产品不断更新，现在国内大的肿瘤放射治疗中心都装备有能够实现调强放疗和图像引导的调强放射治疗设备，能够为患者提供高质量的放射治疗。

87. 用于治疗肿瘤的放射治疗技术有哪些？

用于治疗肿瘤的放射治疗技术大致分为常规放射治疗技术、三维适形放射治疗技术、调强放射治疗技术、旋转调强放射治疗技术、图像引导调强放射治疗技术等。

88. 常规放射治疗技术指的是什么？

常规放射治疗技术，也叫二维放射治疗技术，已经应用了近100年，现在不发达国家以及我国的很多医院仍在使用。这种技术较为简单，直线加速器对其所产生的X射线的调控通过一对或两对准直器来实现，照射范围只能进行长和宽的调节，也就是说只能产生不同大小的长方形和（或）正方形**照射野**。而其定位技术也是采用常规模拟机，简单说就像拍胸部X线正、侧位片一样，将需要治疗的部位拍一张正面相和一张侧面相。在这两张定位片上，医生看到的肿瘤与周围组织的关系是由投影所构成的，真正的关系无法在放射治疗中体现。医生在这两张照片上将肿瘤和需要照射的范围画出来。但肿瘤生长的范围并不规则，而加速器产生的**照射野**只能是长方形或正方形，为了适应不规则形状肿瘤的治疗，放射治疗学家想出了用铅块挡掉不需要的射线的方法。由于只能在正、侧位两个方向上对**照射野**进行修饰，所以我们把它称之为二维照射技术。从临床实践结果来看，常规放射治疗技术可以治疗肿瘤，但是在杀灭肿瘤的同时，大量的正常组织也受到损害，导致了相应的放疗并发症，有些放疗晚期并发症甚至非常严重，对患者生活质量的影响比较大。同时，由于肿瘤形状的不规则与正常组织以及对人体非常重要的组织或器官如脑干和脊髓等（医学上称之为危及器官）有重叠，为了避免正常组织和危及器官产生不能接受的并发症，有时不得不减少照射剂量，致使肿瘤组织无法获得足够的照射剂量而导致肿瘤局部控制率下降以及增加照射后肿瘤复发率。

89. 三维适形放射治疗技术指的是什么？

CT模拟机以及相应的计算机技术的问世开创了三维适形放射治疗技术。所谓三维，就是通过CT模拟机扫描所需要治疗的部位，将获得的CT图像传输到治疗计划系统，在治疗计划系统中的CT图像上，将肿瘤和需要保护的正常组织一层一层地勾画出来，在同一层CT图像上，我们需要勾画所有的肿瘤组织和正常组织（这一过程通常被称作画靶区），对一个头颈部肿瘤来说，需要勾画的层面有上百层，每一层上又有好多种不同的结构需要勾画，需要医生花大量的时间才能完成。完成靶区勾画后，需要物理师重建图像，也就是利用计算机技术，把需要治疗的部位建成一个虚拟的人体图像，在这个图像上，可以从各个方向上观察肿瘤与正常组织的关系，有了空间的概念，所以我们称其为三维放疗技术。这个称呼还差了“适形”两个字，也就是说还需要做“适形”的工作，这就需要比二维放射治疗技术先进的加速器了。这种加速器控制X射线的设备由铅门准直器变成了多叶光栅，也就是说，加速器产生的射野形状使原来的单一的长方形或正方形变成了不规则的形状，这样就可以在三维方向上与本来就是不规则的肿瘤（照射范围）形状相匹配了，再通过计算机计划系统算出各个**照射野**需要的照射时间和照射剂量。因此，这种技术被称为三维适形放射治疗技术。由此看出，三维适形技术比二维技术复杂、先进，其对定位设备、加速器、放疗从业人员、治疗计划系统的要求大为提高。同时三维放射治疗技术由于适形度增加，使肿瘤能够获得所需的控制剂量，治疗肿瘤的疗效得以提高，对正常组织的保护也优于常规放射治疗技术。

与常规放射治疗技术相比，三维适形放射治疗技术是放射治疗的一大进步，但仍有一些缺陷。主要体现在以下几个方面。第一，我们通常把需要照射的范围划分为三个区域：肿瘤区域、肿瘤周围邻近区域和可能出现转移的区域。对这三个区域而言，需要照射的剂量是不一样的，三维适形放射治疗技术不能在同时给予这三个区域不同剂量，所以需要分三个阶段来完成，而后一个阶段均会对前一个阶段产生影响，这种影响对肿瘤治疗和正常组织保护都是存在的。第二，三维放射治疗技术的**照射野**方向的确定，只能由物理师和医生根据肿瘤和正常组织的相对关系以及治疗经验来确定，选择的照射方向可能不是最理想的。

90. 什么是调强放射治疗技术？

近些年新开发的调强放射治疗技术主要针对上述三维适形放疗技术存在的两个主要问题。调强放射治疗需要高级计算机控制加速器的多叶光栅中的每一个叶片，在治疗过程中这些多叶光栅的叶片可以独立运动，在一次治疗完成之后，可以同时给予不同区域所需要的不同剂量，这就是剂量强度调节，简称调强，适形在这个技术中是基本条件。有了能够做调强适形放疗的加速器，还需要解决**照射野**方向的问题，这需要功能强大的计算机计划系统，从各个方向上去计算，从中挑出最好的**照射野**方向，这叫逆向调强放射治疗计划，也就是说，先确定肿瘤治疗的剂量，让计算机帮助选择治疗的最佳**照射野**的方向以及各个方向上最佳的剂量。由此可以看出，调强放射治疗技术比三维适形放射治疗技术要求更高，肿瘤所接受的照射剂量分布更加适形，更容易得到足够的控制剂量，同时对正常组织保护也更好，患者获益也更多。

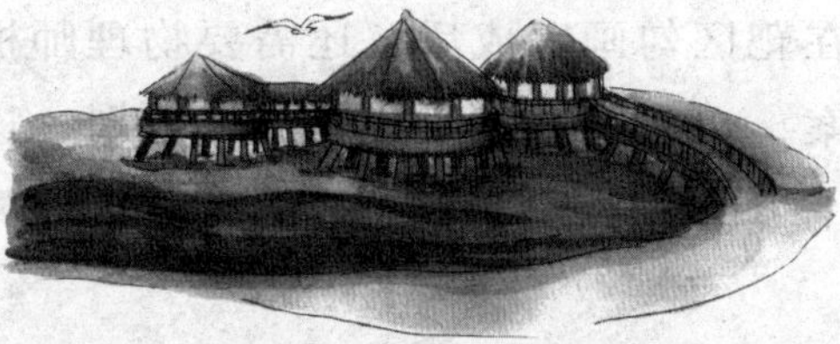

91. 调强放疗治疗鼻咽癌的优越性是什么?

调强放射治疗的好处体现在两个方面：①使得肿瘤受到的照射剂量能够尽可能满足能够控制肿瘤的要求；②能够降低对正常组织的照射剂量，正常组织损伤减轻，有利于提高患者生活质量。不同的肿瘤从调强放射治疗中获益的程度并不相同，以上这两方面的权重也不一样，有时候会考虑让肿瘤接受的放射剂量多一些，有时候会考虑降低接受的放射剂量保护正常组织的价值更为重要一些，医生们会从患者的需求及肿瘤的具体状况出发综合考虑，目的就是使患者得到最好的疗效和最小的正常组织损伤。

92. 调强放射治疗为什么准备时间较长?

调强放射治疗技术先进，但也非常复杂，对设备、对医生都有很高的要求。调强放射治疗是非常精确的治疗，也就是说，哪里有肿瘤我们就需要照射到那里。因此，医生要花大量的时间和精力去搞清楚哪里有肿瘤，这需要有高超的技术和丰富的知识。医生需要花时间对患者的病变部位的 CT/MRI 图像进行仔细地阅读、测量，看看肿瘤生长在哪个部位，破坏了哪些结构和组织。在明确了肿瘤的范围和淋巴结转移的状态后，医生要确定哪些地方需要照射和保护，这就是医生通常说的画靶区工作，这个工作也是一个费时费力的工作。医生需要在患者的定位 CT 图像上画靶区，并在每一层上把需要照射的肿瘤组织，需要保护的正常组织都勾画出来，在一个层面上有时需要画十几种结构，这也需要大量的时间。在靶区勾画完成后，还需要物理师根据医生的要求设计出照射方案，也就是通常所说的放疗计划，这个过程中需要处理的参数有上万个，目前非常先进的计算机计算一遍也需要几十分钟的时间，而一个计划通常需要计算很多遍。例如，对高要求的计划，物理师会先对同一个患者做10个以上的计划，然后从中优选出最好的，最满意的计划再供医生评价和选择。在最好的计划被物理师和医生选中后，还需要在假人身上先检验一遍，进行剂量检查，看看是否真的如计划所显示的效果一样。这个过程叫计划验证，只有通过了验证的计划才能用来给患者实施治疗。

由此可以看出，调强放射治疗技术的先进性和复杂性，就不难理解需要等待的时间较长了。只有把靶区画准确了，计划做好了，才能收到最佳的效果。中国有句古话“磨刀不误砍柴工”就很形象的说明了这种等待是非常必要的。

93. 什么是放疗的靶区勾画?

调强放疗的靶区勾画是确定哪里是肿瘤、哪里是肿瘤比较容易侵犯的部位、哪里是可能侵犯和转移的部位、哪些组织和结构是必须重点保护的、哪些组织是需要尽可能保护的、哪些组织因为肿瘤的关系必须或可能要损伤，以上是一个临床思考和决定过程。这个过程最能体现医生的水平和临床经验，是决定治疗成败的关键，所以医生通常会在这个环节花费很多的精力和时间，反复比对CT和核磁以及内镜检查和临床查体的情况，在CT定位图像上仔细斟酌，确保不遗漏肿瘤和尽可能保护正常的组织。

94. 什么是放疗计划设计?

简单地说，放疗计划设计就是物理师根据医生对鼻咽癌治疗时肿瘤需要接受多少剂量、比较危险的区域需要多少剂量、正常组织需要保护的程度等要求，利用高级计算机辅助，制订出符合这些治疗要求的方案的一个过程。

95. 放疗为什么要做计划设计?

放疗计划设计是放射治疗过程中一个关键环节，打个比方说，假设鼻咽癌的放射治疗是一个非常大的工程。医生的作用是总体规划师，涉及从诊断、治疗到以后随诊等全面的工作，物理师是放射治疗阶段的设计师，通过物理师的努力，在强大的计算机系统的辅助下，制订出符合要求的方案，使肿瘤组织和正常组织受到的剂量符合治疗的需要。放射治疗计划尤其是调强放射治疗计划的设计是一个非常复杂的过程。需要有非常丰富经验的从业人员和先进的计算机计划系统来完成，它是非常耗时耗力的一个工作，也是不能缺少的工作。

96. 鼻咽癌放射治疗需要做多长时间?

调强放射治疗鼻咽癌需要做30~33次，放射治疗通常每天做一次，每周做5次，休息两天，目的是在肿瘤得到杀灭的同时，正常组织有个时间得以部分恢复，使得放射治疗能够顺利进行。所以，总体放射治疗时间为6周到6周半。

97. 什么是放射增敏剂?

决定肿瘤放射治疗疗效的因素非常多，其中很重要的一点是肿瘤对放射治疗的固有敏感性，也就是说肿瘤本身对放射线敏感还是抗拒。尽管肿瘤放射敏感性与肿瘤可治愈性不是完全相等的一回事，通常来讲，放射敏感性差的肿瘤局部控制率差，局部控制不好，肿瘤转移的机会也增加，总体疗效会下降。

放射治疗医生和放射生物学家一直在努力解决如何预测肿瘤的放射敏感性和如何增加肿瘤的放射敏感性这两个问题。能够增加肿瘤放射敏感性的物质都叫放射增敏剂，真正意义上的放射增敏剂是单独应用时对肿瘤没有杀伤作用，联合放疗应用时能够增强放疗对肿瘤的杀伤作用。目前，最有效的增敏剂是氧气，尽管大气中有丰富的氧气，但要利用它来增加肿瘤的放射敏感性仍然比较困难，目前还没有一套成熟和实用的方法来利用它。放射生物学家和核辐射防护学家发现了一类药物也能够增加肿瘤的放射敏感性，目前临床上常用的有甘氨双唑钠。放射增敏剂联合放疗能够增加肿瘤放射敏感性，提高肿瘤局部控制率。临床上还有应用化疗药物来增加肿瘤放射敏感性的方法，但化疗药物不是真正意义上的放射增敏剂。

98. 什么情况需要用放射增敏剂？

放疗对肿瘤局部的控制效果受多因素影响，与肿瘤的大小、肿瘤的血液供应情况、肿瘤的生长环境和肿瘤对放射线的敏感性有关，还与肿瘤的生长方式（外形）有关。一般来讲，肿瘤体积大、肿瘤血液供应差（具体体现可能在CT或核磁检查的图像上，显示有肿瘤坏死，或者淋巴结中心坏死，周边强化）、肿瘤呈浸润性生长等，对放射线敏感性较差。另外，还有些肿瘤标志物能够部分反映肿瘤对放射线的敏感性，如**表皮生长因子受体**高表达等。在这些情况下，可以考虑使用放射增敏剂。

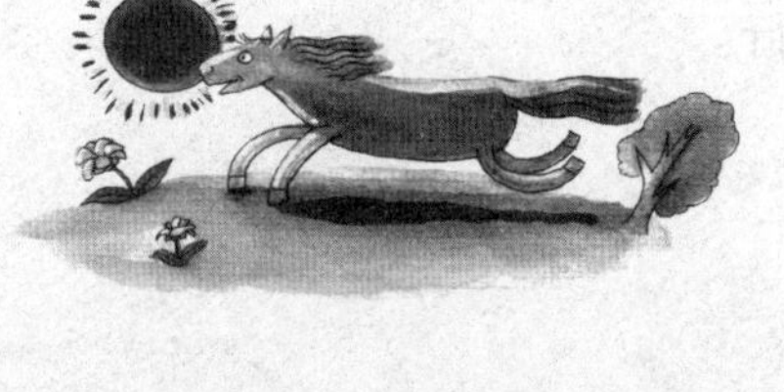

99. 放射增敏剂有什么副反应？用放射增敏剂有什么要求？

目前常用的放射增敏剂有甘氨双唑钠，其副作用不多，相对比较安全，常见的副作用为皮疹和瘙痒，发生率比较低。

放射增敏剂要求在放疗前使用，一般要求在放疗前 1~3 小时从静脉输入，然后开始放疗。

100. 什么是热疗？什么情况下需要做热疗？

简单地说，热疗就是通过各种加热技术和方法，使肿瘤组织温度升高到一定程度，达到杀死肿瘤细胞的目的。现在局部热疗的方法主要是微波热疗仪。

热疗有局部热疗、区域热疗以及全身热疗。热疗主要的作用机制是利用热能使肿瘤细胞的蛋白质变性，肿瘤细胞丧失功能而死亡，同时研究还表明，肿瘤内乏氧细胞对热疗比较敏感，而对放疗比较抗拒，放疗联合热疗可以提高乏氧细胞的杀死率。热疗通常需要和其他治疗如放疗和（或）化疗联合应用，才能较好地提高疗效，如鼻咽癌最常用的是局部热疗，主要用于有较大颈部淋巴结的患者，与放疗联合应用，促进淋巴结消退，提高肿瘤的控制率。所以，对于颈部有较大淋巴结的患者，淋巴结质地较硬以及 CT 或核磁提示有淋巴结坏死的患者，放疗联合热疗获益较多。腹部肿瘤尤其是有腹膜转移、**种植**的患者，可以采用腹腔热灌注加化疗的方法；对于深部软组织肿瘤，可以采用深部热疗仪配合放化疗进行。

101. 热疗和放疗怎么配合？

单纯用热疗治疗肿瘤的疗效比较差，热疗需要和放疗或者化疗联合应用，才能获得最好的疗效。热疗在放疗前后做都行，一般热疗和放疗间隔要求小于 1 小时。

由于肿瘤细胞对加热有耐受能力，也就是说，在接受一次热疗后的一段时间内，再次做热疗会没有疗效或者疗效明显下降，为了去除肿瘤细胞热耐受对治疗疗效的影响，两次热疗间的间隔时间需要在 48 小时以上。因此，热疗一般每周 2 次，周一和周四，或者周二和周五，与放疗或化疗配合使用。

102. 皮肤破了还能做热疗吗？

热疗的实现需要通过热疗的加热装置与皮肤接触，才能传导热量到肿瘤组织。皮肤破损后，局部皮肤对温度敏感性会变差，感受不到加热温度的高低，容易造成局部皮肤和软组织损伤。因此，皮肤破了一般不宜做热疗。

103. 为什么要进行治疗中期疗效评价？

肿瘤放射治疗的疗效与几类因素有关系，第一类是肿瘤本身的因素，比如肿瘤病程的早晚、肿瘤生长方式、破坏了哪些结构，与重要的组织（如脑干、脊髓、眼睛、视神经）等的关系，肿瘤对放射治疗和化学治疗的敏感性等。第二类是患者因素，比如患者的身体强壮与否、年龄、有没有合并症、能不能耐受放射治疗。第三类就是治疗相关因素，比如治疗的位置准确与否？剂量是否足够，另外就是放射治疗是否有调整的可能。

影响疗效的几类因素中，对一个具体的患者来说，第一类和第二类以及第三类的前部分都基本上是固定了的。那么，在放射治疗本身上有哪些可以影响疗效的因素呢？

简单地讲影响因素有三个，即总剂量（控制肿瘤需要的剂量）、分次剂量（每天照射多少剂量）和总的治疗时间（治疗天数）。他们的关系是总剂量=分次剂量×治疗天数，从这个关系来看，如果总剂量确定了，其余两个因素中只要有一个变了，另一个就会跟着改变。总剂量与肿瘤的期别、大小（体积）有关，通常在治疗前会确定好。

那么，分次剂量的大小对肿瘤的影响关系有多大？值不值得调整？调整的依据是什么？一般来讲，放射抗拒的肿瘤分次剂量大一点的效果要好些，当然不能无限大，太大了会伤及周围正常组织。

怎样判断肿瘤对放射治疗抗拒或是敏感，现在还没有绝对准确的办法在治疗前就测定出，有些方法可以提供些参考。那怎么办呢？有一句话说得好“实践是检验真理的唯一标准”。肿瘤治疗了一段时间，根据肿瘤缩小的情况可以帮助医生判断是否敏感。为了保证放疗的调整及时可行，中期复查就显得非常重要了，在放射治疗4~5周时进行中期检查，能够帮助医生确定是否需要调整单次剂量，甚至能够帮助医生提前判断治疗结束时是否有可能有肿瘤残存，是否需要增加照射剂量。

还有一种情况，肿瘤在治疗前非常大，而且对放射治疗比较敏感，从每周一次的体格检查中能够初步看出来，这种情况更有必要进行中期疗效评价，甚至更早些进行疗效评价。根据具体情况做适当调整，可以帮助医生更加准确地照射肿瘤，更好地保护正常组织。使患者得到更好的疗效和高品质的生活质量。

104. 怎么自我检测放射治疗的效果？

对患者来讲，最关注肿瘤对放射治疗是否敏感，治疗效果好不好。在治疗过程中，有没有办法自我检测疗效，让自己心里有底呢？

对不同的肿瘤，患者能够自己判断的程度是不一样的，对看得见，摸得着的，比较好判断一点，对那些位置深，查体看不到的肿瘤自我判断比较难。患者可以用以下的方法试着帮助判断效果，当然最终的判断仍然需要医生来决定。

最主要的方法是根据症状的变化来判断是否有效，也就是说，患者是因为什么原因去医院看病的，这些原因在治疗后有没有变化，如果有变化，说明治疗起作用了。如患者是因为鼻涕带血来看病的或者其他不适合并有鼻涕带血，治疗后鼻涕带血减少或消失了，说明可能有效了。有的患者是耳鸣、听力下降来看病的，治疗后耳鸣好了，听力恢复了，说明治疗有效了。鼻子堵的患者，治疗后通气了，不堵了，有头痛的患者，头痛减轻了或者消失了，看东西时的重影没有了，脖子上的包块明显小了等，都能反映治疗有效。每一点进步和改善，患者能够体会、了解，增强治疗的信心。当然，具体疾病需要具体分析。

105. 鼻咽癌患者放疗期间需要做化疗吗？

鼻咽癌是放射敏感的肿瘤，也是化疗敏感的肿瘤，早期鼻咽癌患者，通过放射治疗完全能够治好，不需要化疗。

局部晚期的鼻咽癌，由于肿瘤负荷大，与周围重要组织的关系密切，肿瘤可能欠量，导致控制率下降，局部晚期鼻咽癌单纯放疗疗效5年生存率为50%左右，为了进一步提高疗效，鼻咽癌高发地区以及美国等进行了很多的临床研究，结果显示：对局部晚期的鼻咽癌患者，在放疗的同时给予含有顺铂的化疗，5年生存率提高到了75%左右。因此，目前的治疗方案里，局部晚期的鼻咽癌，推荐给予同期放、化疗。

106. 放疗期间可以联合靶向药物吗？

分子靶向药物治疗肿瘤具有非常强的特异性，它可以针对肿瘤细胞发生、发展生长过程中的特定分子靶点对肿瘤细胞起杀伤或抑制作用。但由于调控肿瘤细胞生长和肿瘤细胞特征的位点特别多，是一个网络，大部分分子靶向治疗药物单用的时候，其治疗肿瘤的有效率只有15%~30%。目前，大部分临床研究证明，分子靶向治疗药物与放射治疗和（或）化疗联用能起到较好的效果。因此，放疗期间可以联合使用有效的分子靶向治疗药物。

107. 放射治疗鼻咽癌的疗效如何？

鼻咽癌对放射治疗敏感，一直以来，鼻咽癌的治疗效果都很好，有了调强放射治疗后，不但疗效进一步提高，而且毒副作用明显减少，严重的口干现象几乎见不到了，大多数口干都在放疗后1~2年内就可以恢复到正常或者能够耐受的情况了，不需要每天都带着水壶了。

根据我国治疗鼻咽癌较多的各大肿瘤中心数据显示，鼻咽癌放疗后5年总体生存率在82%~85%，早期鼻咽癌患者5年生存率在95%以上，疗效非常不错。

108. 鼻咽癌的病理类型与放疗疗效有关系吗？

鼻咽癌的病理类型中绝大部分是鳞癌，而且是低分化鳞癌，所以病理类型和分化程度对**预后**的影响不像其他肿瘤如肺癌、食管癌那么明显。

109. 鼻咽癌患者在放疗结束时还有肿瘤残存怎么办？

鼻咽癌放射治疗结束后，大约有70%的患者的肿瘤完全消失，这个疗效的判断是结合治疗末期的鼻咽及颈部核磁、颈部B超、鼻咽**腔镜检查**后由主管医生做出的判断。

放射治疗后肿瘤的缩小到消失，需要时间，这与几个因素有关：①肿瘤的大小，即医生通常说的肿瘤负荷，肿瘤越大，消退的时间越长，就好像大小不同的冰坨子，在阳光下照射时，融化速度不一样；②与放射线对肿瘤细胞的杀死机制有关，放射治疗杀死肿瘤细胞机制医学上叫分裂性死亡，也就是说，肿瘤细胞受到致死性的放射后，癌细胞不是立即死亡，它要经过很多次分裂后才能把死亡效应显现出来。这一点有点像在高速公路上飞驰的汽车，在踩了刹车后，仍然需要滑行一段距离后才能停下一样。所以能反映放射治疗最终近期疗效的最佳时间点在放疗结束后3个月左右。因此，治疗结束后，如果有肿瘤残存，也不要太着急，医生会根据检查结果给患者一个判断和建议，对于一些小的肿瘤残存，观察一段时间后就可以完全消失，不需要进一步治疗。对于较大的肿瘤残存，医生会根据情况给患者提供进一步治疗的建议。

110. 鼻咽癌患者放疗结束时 MRI 检查报告说有肿瘤残存怎么办？

鼻咽癌患者放疗结束时都会进行头颈部 MRI 检查，有时结果会报告鼻咽局部黏膜仍有增厚，强化明显，考虑肿瘤残存，请结合临床等词语。有的患者看了后认为肿瘤没有治好，对此非常紧张，寝食难安。

在这种情况下，患者最好是向医生咨询，医生会帮助患者判断是否真的有肿瘤残存，如果真有肿瘤残存的话，医生也会根据肿瘤残存病灶的大小，给患者提供合理的治疗建议。

影像学检查非常重要，诊断科医生根据的是组织的信号改变来判断是否有肿瘤，但治疗后的患者通常会有黏膜炎、鼻咽局部充血明显，甚至有伪膜形成、分泌物附着，这些对判断均会产生一定的影响。所以，看到报告后，医生会结合片子和**腔镜检查**的图像来综合判断是否真的有肿瘤残存，有时候医生会告诉患者，不是肿瘤残存，观察就行了。

小的残存病灶，一般不要紧，观察一段时间，看看是否进一步消退。比较明显的肿瘤残存，医生会给患者提供进一步的治疗方案。

111. 为什么要尽量避免放射治疗中断？

放射治疗的时间安排是周一到周五连续治疗 5 次，周六、周日休息，这是有计划的安排。这样的安排有以下三个好处：①肿瘤组织受到连续 5 次的放射治疗后，能够累积足够的杀伤作用；②休息两天，正常组织的损伤得以修复，正常组织的修复能力和恢复速度比肿瘤组织要强和快，休息两天再开始新的一轮治疗能减轻正常组织的损伤；③在休息的两天内，治疗的机器得到很好的检修，保证良好的性能。

那可不可以在治疗中多休息几天呢？尤其是口腔反应重的时候，答案是“不行”。也就是说，要尽可能地避免治疗的中断，要避免一切非计划性的治疗中断。为什么呢？主要是非计划的中断治疗，会导致总的治疗时间的延长，这种治疗时间的延长会导致局部控制率的下降，主要原因是肿瘤有这么样一个特性：在肿瘤细胞被杀死到一定程度时，肿瘤细胞会出现比原来生长速度更快的情况，医学上叫肿瘤细胞的加速再群体化，以前叫加速再增殖，从字面上就能理解成肿瘤细胞生长更快了。这个时间点大多在放疗开始后的第21天以后，而这个时间也是鼻咽癌患者出现口腔黏膜炎、引起咽痛、影响进食等副作用出来的时候，有的患者希望能够停一停放疗，待症状减轻点再治疗，但来自医生的建议是，不要中断放疗，在积极处理这些副作用的同时，坚持按计划完成放疗，以保证疗效。

112. 放疗过程中患者会出现哪些身体反应？

放射治疗过程中，身体出现的反应有全身反应和照射局部反应两种。全身反应包括恶心、食欲下降、疲乏，有时候会引起血象的下降。局部反应与照射部位相关，如头颈部肿瘤会出现口干、口腔黏膜溃疡、吞咽疼痛、皮肤反应等，胸部肿瘤照射可能会导致肺炎、气管炎、食管炎等，腹部肿瘤照射会出现恶心、呕吐、腹痛、腹泻等症状，具体病变不同，照射范围不一样，患者身体情况差异出现的反应也不一样，轻重程度也不一样，不能一概而论。

113. 放疗期间白细胞减少怎么办？需要停止放疗吗？

放疗期间白细胞下降的情况比较常见，但多数患者白细胞下降的程度都比较轻微，而且下降过程也比较缓慢，对治疗的影响较小。还有些患者在放疗前或者放疗期间同时接受化疗，这种情况下对血象影响较大，有时会出现Ⅲ～Ⅳ度的**骨髓抑制**，白细胞可能会减少到一个比较低的水平。这种情况下，医生会给予药物治疗，患者也要加强营养供给，尽快恢复白细胞/血小板的水平，纠正贫血等。Ⅳ度**骨髓抑制**；需要暂时停止放疗，待骨髓功能恢复后再进行放疗。

114. 放疗期间需要使用减轻辐射损伤的药物吗？

目前，减轻**辐射损伤**的药物较少，有些药物会具有减轻放疗损伤的作用，可以考虑适当使用。但由于不同疾病照射部位不一样，损伤的类型和机制也有差别，需要具体疾病具体分析，咨询患者的主管医生。

115. 放疗期间患者可以做运动吗？

可以做适当的运动，原则是运动后不感到疲劳为宜。

116. 鼻咽癌患者放疗中最常见的急性反应是什么？

鼻咽癌患者放射治疗过程中，最常出现的是口腔黏膜炎和皮肤炎。口腔黏膜炎在治疗的第 2 周末或者第 3 周开始时出现，也就是出现口腔内的黏膜破溃，导致局部疼痛，喝水和吃东西时会出现疼痛加重，严重时影响睡眠，需要给予止痛药物和相关处理，口腔黏膜炎有个自我修复的过程，在出现口腔黏膜炎后2周左右，患者有一个疼痛减轻的表现，但再过一周，疼痛又会加重，这是因为口腔黏膜有修复能力，但修复的黏膜又被放射线损伤，导致一个波动状态。放射性皮肤炎出现的时间要稍晚一些，最初的表现为颈部皮肤出现发红，随后出现**干性脱皮**，皮肤表面出现鳞屑，再往后可能会出现皮肤的轻度破溃，最常发生在皮肤的皱褶部位。出现这些反应是正常的，放疗结束后，能够完全修复好。治疗过程中，医生会给予相应的处理，尽可能减轻这些反应和它们相关的症状。

117. 鼻咽癌患者放疗中还有什么常见的急性反应？

鼻咽癌患者放疗过程中，还会出现以下的常见的急性反应，比如急性腮腺炎、口干。急性腮腺炎发生率不高，通常会在放疗后的几个小时到几天内出现，表现为腮腺区（耳朵下方的面部）肿胀，一般为轻度，有的人表现比较重，出现脸部的明显肿胀和疼痛。医生会根据情况给予相应处理，一般很快会恢复。口干出现也比较早，甚至有患者第一次放疗后就能明显感到口干。这是因为腮腺受到照射后，腮腺分泌唾液的能力下降所致。腮腺对放射线非常敏感，常规放疗技术照射时，第一周腮腺的分泌量会下降50%。调强放疗条件下，腮腺得到相应的保护，口干的情况会明显好于常规放疗技术，但患者仍然能够感觉到口干的发生。但在治疗后3个月得到较好的恢复。

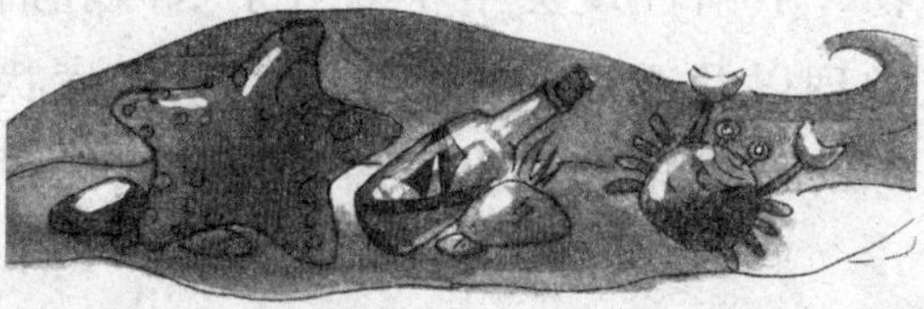

118. 鼻咽癌患者放疗中口腔和舌头上出现白色斑块样东西，应做何检查？

患者在放疗中，口腔和舌头上可能出现白色斑块样的东西，可能是口腔出现真菌感染了，需要与放射治疗导致的溃疡鉴别。正确的做法是：用清水或生理盐水漱口，由医生无菌采集白斑部位的黏膜进行直接真菌涂片或真菌培养，看是否有念珠菌的感染。如检测结果为念珠菌感染，对症用药即可。

119. 放疗副反应可以预防和减轻吗？有何办法？

放疗的副反应分为早期反应（急性反应）和晚期反应，与照射的部位、剂量的大小、照射范围以及是否联合同期化疗有密切关系。

放疗副反应与手术后会在皮肤上留下瘢痕、接受化疗时会有相应的不良反应一样，非常常见，是机体对外部刺激的一种正常反应，并不奇怪，不必紧张，也并不那么可怕。放疗科医生在给患者治疗时，除了追求最佳的肿瘤控制效果外，同时也会特别关注降低放疗副反应、提高患者的生活质量。通常会采取先进的放射治疗技术，准确设定治疗范围，对正常组织加以很好的保护，使副反应发生的机率和严重程度降至最低。在治疗过程中，也会给予相应的处理和支持治疗，减轻放疗的副反应。以期保证绝大多数患者能够顺利完成放射治疗。放疗的急性反应如白细胞减少可给予升白药物，放射性皮炎给予复方丁卡因乳剂，口腔黏膜炎给予加强口腔护理以及适当的医疗干预会减轻症状。晚期反应如肌肉和皮下组织的纤维化等，可以通过加强功能锻炼，预防和减轻副反应发生的严重程度。

120. 对鼻咽癌患者有什么办法可以减轻放疗中的口腔反应吗?

鼻咽癌放疗中的口干、口腔黏膜炎非常常见，和口腔卫生有密切关系，因此，需要保持口腔处于非常良好的卫生状态，吃完任何东西后，均需要漱口。同时，对于放射治疗带来的黏膜炎，可以用菊花、麦冬、胖大海、生地等中药当茶叶，泡水服用，可以起到减轻放疗副作用的效果。

121. 皮肤和黏膜反应在放疗结束后还会持续多久?

照射部位涉及皮肤和黏膜的放疗，如头颈部肿瘤、食管癌、肺癌、胃肠道肿瘤等部位的放疗，放疗期间及放疗后患者通常会出现皮肤反应和口腔、食管、胃肠道黏膜反应，在治疗结束时可能是比较严重的时候，放疗结束后还会持续多长时间呢?

有两个非常重要的因素会影响这个时间。第一，黏膜溃疡的范围和深度。放疗结束时如果黏膜溃疡范围较大，疼痛比较明显，如果医生告诉患者是Ⅲ度的黏膜反应，持续的时间会在 2 周以上。第二，是否同时合并化疗。现在局部晚期鼻咽癌放疗时大多合并同期化疗，同期化疗的第三疗程通常在治疗的最后 3 天才完成，治疗结束时它对黏膜的损伤还尚未完全体现出来；另外，放疗同期合并化疗的患者黏膜的反应程度比单纯放疗重。所以，同期放化疗患者在治疗结束时可能最严重的黏膜反应还未表现出来，在治疗结束后 2 周仍然是比较严重的时候，一般需要 1 个月甚至更长的时间才能好转，在这段时间里，需要按照在治疗期间一样注意口腔黏膜和皮肤的护理。

122. 放疗有什么样的后遗症？

放射治疗能够杀死肿瘤细胞，能够治愈某些癌症，但放射线必须穿过正常组织才能到达肿瘤细胞。很显然，放射线肯定会同时损伤正常组织，产生一定的后遗症或副作用，这一点也不奇怪，也不可怕。

放射治疗会有什么样的后遗症呢？它的发生与哪些因素有关？可以预防和避免吗？或者可以减轻它的程度吗？

头颈部放疗常见的后遗症主要有口干、张口困难、颈部变硬、面部肿胀、放射性龋齿等，这些状况比较常见，它们的发生与放射治疗剂量密切相关。在现代放疗条件下，这些后遗症的发生率都明显下降。张口困难、颈部变硬能够通过锻炼使它不发生或者程度非常轻。

当然，有些晚期患者，肿瘤组织与重要器官关系密切，不能达到控制肿瘤的放射剂量，但有些重要器官也会受到一定的损伤，如影响视力、脑组织损伤记忆力下降、脑干和脊髓也可能出现损伤而导致比较严重的后遗症。当存在这些情况时，医生会与患者交流，告诉可能发生的后遗症，在控制肿瘤和减轻后遗症两个方面都做充分的考虑，选择合适的治疗方案，来达到最好的治疗效果。

123. 鼻咽癌患者放疗后为什么出现口干？

人体有三对大的唾液腺，分别是腮腺、颌下腺和舌下腺。腮腺位于耳朵下方的脸部，是最主要的唾液分泌器官，正常情况下，腮腺一天分泌的唾液达到1500ml，能够保证口腔处在湿润状态。

鼻咽癌患者在接受放射治疗时，腮腺组织不可避免地受到射线照射，腮腺细胞受到射线损伤，分泌唾液的功能下降。腮腺组织对放射线非常敏感，常规放射治疗时，治疗一周后，腮腺分泌量下降50%，腮腺接受放射剂量在50Gy以上时，腮腺功能完全丧失。常规放疗年代，腮腺受到的照射剂量与肿瘤剂量一样，大大超过了它的耐受剂量，因此，所有的患者都会出现口干，出门时总是少不了带上水壶。调强放射治疗技术，能够较好地保护腮腺，口干的患者明显减少，大部分患者经过一段时间后，腮腺分泌功能基本上都能恢复。

124. 鼻咽癌患者接受调强放疗后出现口干还能缓解吗？

放射治疗是鼻咽癌的主要治疗手段，常规放射治疗年代治疗鼻咽癌的同时，腮腺组织受到了高剂量照射，分泌唾液的功能受到不可修复的损伤，因此，几乎所有接受过放疗的鼻咽癌患者都会出现口干症状。

常规放射治疗年代，腮腺照射剂量与唾液分泌功能的关系已经明确。调强放射治疗技术条件下，放射治疗医生将对腮腺的照射剂量进行限制，在使肿瘤得到控制剂量的同时，尽最大可能来保护腮腺组织。对于早期病变，绝大部分患者的腮腺将受到很好的保护，大部分患者在治疗后2~3个月，口干的症状就能很好缓解或消除；即使是对晚期鼻咽癌患者，由于局部病变大或者是转移淋巴结肿大而且与腮腺靠得近，在满足肿瘤控制的前提下，腮腺组织照射剂量也比常规放射治疗时的剂量低得多，部分腮腺组织得到了保护。因此，口干症状在放疗后会得到很大程度的缓解，严重口干患者的发生率很低，绝大部分患者都能耐受。

125. 鼻咽癌患者接受放疗后为什么要进行张口锻炼？怎么做？

由于鼻咽癌组织位于头部的中央，放射治疗要控制肿瘤，射线必须通过周围的正常组织，这其中就包括了控制张口的肌肉和关节。这些肌肉和关节受到一定放射剂量的照射后，会出现纤维化，使得肌肉的伸展性降低、关节的活动度受到限制，会导致患者出现张口困难的情况，严重时会导致嘴无法张开，不能进食，医学上叫牙关紧闭，严重影响患者的进食和说话。在治疗中和治疗后进行张口练习能够减少张口困难发生率和严重程度。所以，在现代调强放射治疗条件下，能够对张口肌肉和关节的剂量进行很好的限制，使张口困难发生率和严重程度下降。但有些患者不太在意，认为在治疗过程中看不出锻炼的必要性，因为在治疗的2个月左右的时间里，张口困难发生的情况还看不出来，张口的程度变化也不明显。但是，需要提醒患者的是，张口困难的出现是需要较长时间的，非常重要的是，这是一个渐变的过程，在患者不知不觉中逐渐发生，一旦发生，要恢复就不太可能了。所以，在治疗中和治疗后都需要坚持进行张口锻炼。通常的做法是将热水瓶的软木塞或者用胡萝卜削成一个楔形体，塞在牙齿之间，张口的程度以让自己觉得有一定难度但又能够承受为宜，并在上面咬上位置标记，每次都使嘴能够张到同样一个大小，每天练习2~3次，每次5~10分钟。张口受到限制的患者要增加练习的次数和每次的时间。

126. 放疗期间患者不想吃饭怎么办?

放疗的全身反应包括食欲下降，也就是说不想吃饭，严重时见到饭菜就想吐（这种情况少见）。还有些患者放疗过程中需要接受化疗，这会加重全身反应，食欲下降的也不少见。这种情况下，第一，要从思想上战胜自己，树立克服困难的信心；第二，医生会给予一些改善食欲、减轻放疗/化疗副作用的药物；第三，经常变换食物的种类和口味，从感官上增加食欲。

127. 鼻咽癌患者放射治疗中一日三餐应如何安排?

普食与常人平时所用膳食基本相同，每日三餐。主要适用于饮食不受限制，体温正常或接近正常，消化功能无障碍及恢复期的患者。膳食原则应注意热量和营养素含量必须达到每日膳食供给量的标准。能量每日 2200~2600kcal，蛋白质供给要求优质蛋白为 40%以上，普食食物品种应多样化。食物分配比例也应合

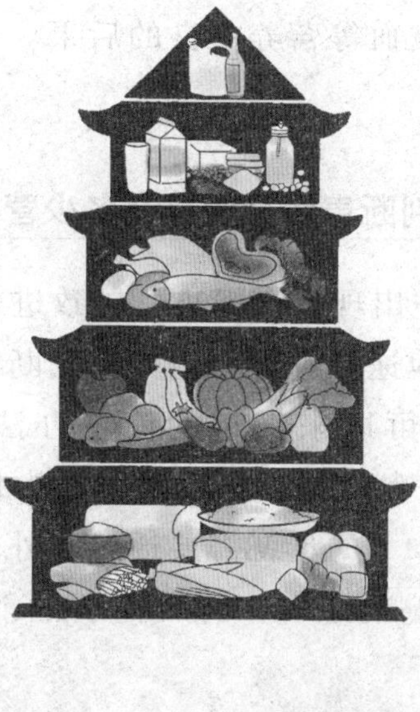

理，通常早餐为25%～30%，中餐为40%左右，晚餐为30%～35%。

128. 怎样判断患者的营养状态是好的？

最简单的答案就是患者能够保持体重，如果治疗过程中体重没有下降或者下降非常少，说明进食量够了。营养充足的患者，在精神状态、体力方面都会比较好，治疗的效果也会比较好些，副作用也比较轻微一些。

129. 怎样判断患者的营养够不够？

鼻咽癌放射治疗过程中，都会出现放疗或者是合并化疗带来的相关副作用，导致进食量下降。一般来讲，进食量下降肯定会带来营养不足。患者最容易观察到的营养不良表现是体重下降，也就是说人瘦了。但这时已经比较严重了，会影响到放疗的效果。从化验结果上看，早期会出现转铁蛋白下降，血清铁浓度下降，往后可以出现贫血等营养不良的后果。

130. 怎样判断患者需要补充多少营养（热量/蛋白）？

放射治疗过程中出现进食困难，导致进食量下降，营养供应不足，需要通过其他途径补充，但如何判断需要补充多少？怎么补充呢？患者自己可以来衡量的简单办法是：先评估患病前（健康状态时）的进食量是多少，现在因为疾病或者治疗原因减少了多少，这个减少了的量就需要通过肠外或者肠内营养的途径来补充。一个鼻咽癌的患者，每日需要的能量为30kcal/kg，一个60公斤的患者，一天需要摄入1800kcal的能量，如果进食量减少1/3，需要有肠外或者肠内提供600kcal的能量。这些能量需要有糖和脂肪各提供一半。对于患者来讲，比较困难的是怎么确定糖和脂肪的含量。因为鼻咽癌的患者胃肠道功能是健全的，医生鼓励通过肠内营养来解决营养不够的问题，现在在市场或医院都能买到的营养液、营养粉，比如说安素、瑞能等，并且对合并有糖尿病的患者提供了专门的营养液（瑞素），这种营养液解决了营养物质配备的问题（也就是说怎么配置糖、脂肪、蛋白质、微量元素和维生素等问题），而且标明了1毫升提供多少能量，或者1克提供多少能量，患者可以根据这些来调整需要补充的数量。

131. 放射治疗中营养支持为什么特别重要？放疗中什么食物不能吃？

放射治疗时间长，照射的组织多，特别是口腔黏膜、咽部的黏膜比较娇嫩，头颈部放疗过程中会出现黏膜炎，导致口腔疼痛、吞咽疼痛，严重影响进食，导致体重下降，胸部肿瘤放疗时会出现食管炎，腹部肿瘤放疗时会出现腹泻等症状，同时放射治疗的全身反应还有食欲下降，这些情况会使患者吃不下饭，或者营养吸收不好，会导致营养不够。营养不够的危害非常大，主要表现在以下几个方面：①由于进食减少，营养不够，身体合成红细胞、血红蛋白的原料减少，会出现贫血；贫血会引起血液运送氧气的能力下降，肿瘤会因此而缺氧，而缺氧的肿瘤细胞对放射线非常抗拒，影响疗效；②由于营养不够，身体抵抗力下降，易患感染、感冒等，会出现发热甚至高热，需要中断放疗，影响疗效；③身体抵抗力和免疫力下降后，抵御肿瘤细胞侵袭的能力下降，容易出现远处转移，总体治疗效果下降；④由于营养不良，会出现体重下降，体重下降后，肿瘤与周围正常组织的相对关系会发生改变，会导致肿瘤和正常组织的放疗剂量与事先计划的剂量不一致，使肿瘤控制率下降或正常组织损伤加重。因此，接受放射治疗的患者在治疗过程中以及治疗后一段时间（急性反应恢复期）的营养支持非常重要，患者一定要克服困难，尽可能保持体重不下降。

放疗过程中，对食物的种类没有特殊要求，以**高蛋白、易消化和易吸收的食物**为主，一般忌食辛辣食物，对头颈部、胸部、食管癌等患者，食物要求软，不宜吃带骨和坚硬食物，以免损伤口腔或食管黏膜，加重放疗反应等。

132. 放射治疗过程中营养支持有哪些手段？

放射治疗过程中的营养支持非常重要，营养支持有哪些方法呢？营养支持只有经胃肠道营养支持和经静脉营养支持两种途径。目前比较强调经胃肠道营养支持，也就是说要充分利用健康的胃肠道来消化和吸收，这样可获得全面和足够的营养。而经静脉营养支持提供的营养成分并不全面，费用高，而且长期的静脉高营养会导致静脉炎等不良反应。因此，应用经胃肠道营养支持的比较多。口服的营养液或营养素有安素、瑞能、瑞素等，这些口服营养液相比静脉输液来讲，比较经济、适用。

在头颈部放射治疗过程中，会出现口腔黏膜炎，即使口服的营养液，有时也很难吞咽，每日进食量少，不能满足身体的营养需要。对这样的患者，我们推荐采用胃造瘘的方法保证营养供应。现在胃造瘘技术非常成熟，可以在胃镜下完成，损伤小，恢复快，留置的胃管管径大小合适，将患者平时所吃的食物用搅拌器打成匀浆后，通过胃管打入患者的胃内，利用自身的胃肠功能，摄入足够全面的营养，完全可以保证患者体重不下降、不出现贫血等症状。在治疗结束后，口腔黏膜炎好转，能够从口进食时，就可以拔除胃管，拔管也非常容易，造瘘口很快就可以愈合，对身体影响非常小。故建议接受头颈部放射治疗吞咽困难的患者采用胃造瘘的方法保证营养的供应。

鼻饲管的方法对接受头颈部肿瘤放疗的患者并不理想，主要原因是：①鼻饲管管径小，只能是液态的营养液，否则容易堵管，不能提供足够和全面的营养；②鼻饲管与肿瘤以及正常组织间有摩擦，有可能导致出血或者加重黏膜炎；③放疗时间长，鼻饲管每天都会受到照射，可能会加速其老化和断裂。因此，头颈部肿瘤患者接受放疗时如果需要营养支持的话最好采用胃造瘘。

133. 肠内营养和肠外营养有什么不同？哪种方法营养好？

肠内营养系采用经口、鼻饲等方式经过胃肠消化吸收获得人体需要的营养物质。肠外营养也称静脉营养，系指经静脉将营养素输入人体内。能输入人体内的营养素有葡萄糖、氨基酸、蛋白质水解物、矿物质、微量元素、维生素和脂类等。

只要患者能进食，应尽量采用肠内营养方式给予营养。肠内营养方法完全符合机体生理消化过程。肠外营养尽管也能补充营养以满足机体生理需求，但长期使用肠外营养，会造成肠道屏障功能低下，导致感染等并发症发生。

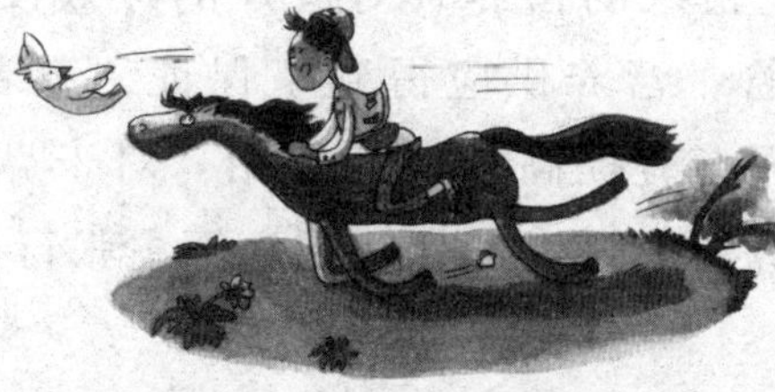

134. 什么是营养素？有何功能？

用来满足机体的正常生长发育、新陈代谢和日常活动的需要的物质。包括蛋白质、脂类、碳水化合物、维生素、矿物质、膳食纤维和水。

营养素的功能是提供人体需要的能量、构成人体组织和器官，维持正常生长发育、新陈代谢和各种生命活动。

135. 什么是膳食纤维？有何作用？

膳食纤维是指来源于植物的不被小肠消化酶水解而直接进入大肠的多糖和极少量木质素类物质。又分为可溶性的膳食纤维（果胶、树胶和植物多糖等）和不可溶性膳食纤维（纤维素、木质素和半纤维素等）。膳食纤维来源于谷类纤维、燕麦纤维、番茄纤维、苹果纤维、魔芋葡聚糖纤维、抗性淀粉等。

可溶性膳食纤维可减缓葡萄糖在小肠吸收、降低血清胆固醇、延缓胃排空等。

不可溶性膳食纤维可增加粪便的重量、刺激肠蠕动、减少粪便的平均通过时间等。

136. 若放疗前植入了营养管，影响放疗效果吗？

通常情况下，植入的营养管对放疗的疗效没有影响，而且，由于植入了营养管，营养供应得到了保证，患者身体情况会改善，抵抗力会增强，有提高疗效的作用。对于鼻咽癌患者而言，建议患者采用胃造瘘来解决进食问题。不主张行鼻饲管，主要原因有两点：①鼻饲管管径小，不方便食物的注入；②鼻饲管必须通过鼻咽，而鼻咽处长着肿瘤，鼻饲管天天与肿瘤接触摩擦，有增加鼻咽肿瘤大出血的可能性。

137. 哪些食物中可能含有致癌因素？

目前了解的大约有50%癌症患者患病与饮食和营养因素有关，这些因素包括食品本身成分、污染物、添加剂以及食品烹饪加工不当所产生的致癌因素。与这些因素有关的食品：

（1）腌制的食品：比如腌肉、咸鱼、咸菜等，这些食物中含有较多的二甲基亚硝酸盐，在人体内可以转化为二甲基硝酸胺，这是一种致癌物质，可以引起食管癌、大肠癌等多种恶性肿瘤。

（2）烧烤食品：比如人们很喜欢的烤羊肉串、烤牛排等。这些食物中由于被烧烤时沾染了大量的碳燃烧物，而且这些食物中很多烧焦的成分，都含有较多的致癌物质。

（3）熏制食物：比如熏肉、熏鱼等，这些食物的制作过程类似烧烤过程，熏制使用的烟雾会将大量致癌物质附着于食物上。

（4）油炸食品：油炸食物时可产生致癌物；油炸食物时使用的油，如果多次高温使用也会产生致癌物质。

（5）霉变的食物：因为这些食物中含有一种叫做黄曲霉菌的毒素，这些黄曲霉毒素也是较强的致癌物质。

（6）重复烧开的水：有些家庭把做馒头的蒸锅水又拿来煮粥，还有些家庭把头天没有喝完的暖水瓶的水再次加热用来饮用。这些做法都不科学，因为反复烧开的水其中也会产生致癌物质。

138. 如何选择富含维生素的食物?

对于癌症预防或保健，推荐多吃新鲜蔬菜和水果。蔬菜水果中不但含有丰富的抗氧化剂，如类胡萝卜素、维生素 C、维生素 E 等，还含有植物化学物质，包括：萜类化合物、有机硫化合物、类黄酮、植物多糖等。这些植物化学物质具有抗氧化、调节免疫力、抑制肿瘤等作用。有充分证据表明蔬菜和水果能降低口腔、咽、食管、肺、胃、结直肠等癌症的发病风险。

常见维生素、微量元素、宏量元素含量丰富的食物

维生素	食物来源
维生素 C	鲜枣、柑橘类、刺梨、木瓜、草莓、芒果、西兰花
维生素 A	动物肝脏、甘薯、胡萝卜、菠菜、芒果
维生素 B_1	猪里脊肉、绿茶、糙米、花斑豆、烤土豆
维生素 B_2	玉米、紫米、黑米、大麦、菠菜、鸡肉、鲑鱼
维生素 B_3	鸡肉、金枪鱼、牛肉、花生
维生素 B_{12}	牡蛎、蟹、牛肉、鲑鱼、鸡蛋
叶酸	菠菜、橘子、莴苣、生菜
维生素 D	蛋黄、动物肝脏、鱼类、强化牛乳
维生素 E	坚果类、植物油类、鹅蛋黄、木瓜
铁	猪肝、鸡肝、牡蛎、牛肉、什锦豆类
硒	坚果、猪肾、金枪鱼、牛肉、鳕鱼
锌	牡蛎、小麦胚粉、山核桃
钙	酸奶、奶酪、牛奶、沙丁鱼、豆干、黑芝麻
钾	香蕉、黑加仑、龙眼、小麦胚粉、豆类、干银耳、紫菜

139. 放疗结束后需要继续使用减轻辐射损伤的药物吗？

如果放疗反应比较重，可以考虑继续使用一段时间的减轻辐射损伤的药物，患者皮肤、皮下组织出现纤维化，可考虑使用伽马干扰素较长一段时间。

140. 鼻咽癌患者放疗后病情复发了该怎么办？

鼻咽癌放疗后复发了，需要搞清楚几个问题：原来是什么期别？第一次放疗的技术和肿瘤接受的剂量；正常组织和危险器官受到的照射剂量、复发的情况是怎么样的？局部病变晚不晚？有没有合并其他部位转移？此次复发距放疗的时间是多长？有没有合并症？放疗后的后遗症明显不明显？然后根据具体情况决定下一步怎么办。

对于放疗后短时间（<2 年）复发的患者，如果病变比较早，手术没有难度，可以考虑手术治疗，手术后可考虑行化疗和（或）分子靶向治疗。

对于放疗后短时间（<2 年）复发的患者，如果病变比较晚，手术有难度，可以先行化疗和（或）分子靶向治疗，控制局部肿瘤进展，使得控制时间尽量延长后，再考虑行第二程放疗。

对于放疗后间隔时间大于 2 年复发的患者，局部病变较晚，可以考虑第二程放射治疗。

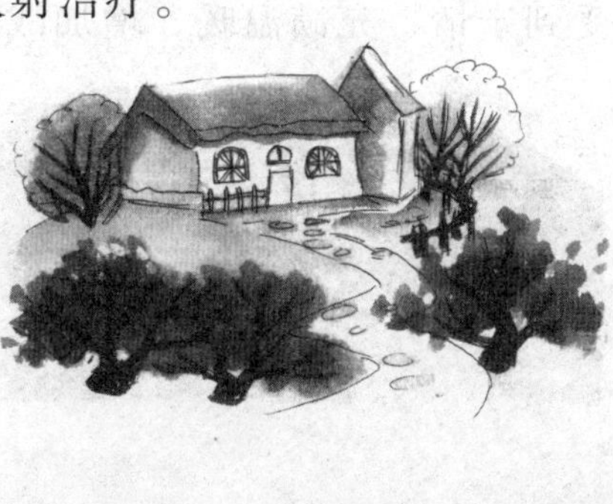

141. 放疗后还能喝酒吗?

很多肿瘤的发生都与酗酒有关，尤其是头颈部肿瘤，如口腔癌、口咽癌；消化道肿瘤如食管癌、胃癌、肝癌等与酗酒的关系更为密切，肿瘤治疗后，恢复饮酒，使得原先刺激肿瘤发生的因素又重新起作用了，会增加肿瘤复发的可能性，甚至增加发生其他肿瘤的可能性。因此，肿瘤患者治疗后应该戒酒。

142. 放疗后患者在日常生活中需要注意什么?

肿瘤患者接受治疗后的日常生活中应注意以下几点：①保持良好的心态和积极的生活态度，相信自己能够康复和彻底战胜肿瘤；②保持良好的生活习惯，正常作息，不过度疲劳；③坚持适当锻炼，强度以不感到累为原则；④加强功能锻炼，比如头颈部肿瘤患者治疗结束应该练习张嘴、转头；乳腺患者治疗后应加强上肢功能锻炼等；⑤定期到医院进行复查。

143. 接受放疗期间能和亲人接触吗?

肿瘤不是传染病，不会传染给周边的人，体外照射的放射线以及后装治疗的放射线也不在患者体内存留，也没有辐射污染的情况发生。接受放疗的患者可以和亲人接触，而且，和亲人在一起，会让患者感受到亲情，充满温暖，增加战胜疾病的信心。

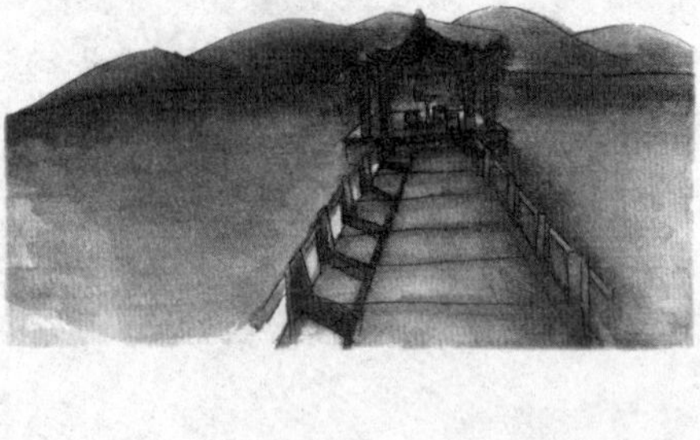

144. 什么样的患者不能耐受根治性放疗？

在以下两种情况下，医生会认为患者不能耐受**根治性放射治疗**：①患者的自身情况差，患者体能状况评分小于60分；②患者伴有严重的内科疾病，而且这个疾病本身比肿瘤对生命更具有威胁时，比如严重的心、脑血管疾病等。

145. 腔内放疗是不是很痛苦？

腔内放疗大多采用后装放射治疗技术和高活度的放射源，治疗时间较短，一般不会让患者感受到太大痛苦。鼻咽癌腔内放射治疗主要用于早期鼻咽癌患者采用常规放疗技术时达到降低外照射剂量的目的；或者是常规放射治疗技术条件下，接受外照射后，肿瘤仍有表浅残存，并且不适合手术的患者，局部推量使用。

146. 鼻咽癌最常见的转移部位是哪里？

鼻咽癌最常见的转移部位是骨骼，特别是扁骨，如椎体骨、骨盆骨、肋骨等。

147. 鼻咽癌骨转移了有哪些治疗方法？

鼻咽癌骨转移了，首先要判断是单个骨转移还是多发骨转移，有没有合并其他脏器的转移。如果是单个骨转移病灶（如肋骨），可以考虑手术切除，或者放射治疗，如果多发骨转移，或是多脏器转移，应该请内科会诊，给予全身化疗。同时，如果转移部位疼痛明显，可以同时给予放射治疗。

148. 多发骨转移患者化疗没有效了，怎么办？

多发骨转移的患者，如果化疗后还进展了，可以考虑行同位素（放射性核素）治疗。

149. 临床上常用什么放射性药物治疗骨转移？

目前在我国治疗骨转移所用的放射性药物主要有两种，一种是长效的放射性治疗药物二氯化锶（$^{89}SrCl_2$），用于骨转移早期、骨髓储备能力正常的患者。一般一次注射二氯化锶 4mCi，起效时间 14~28 天，治疗效果持续时间 12~26 周，骨痛复发的病例可以重复进行治疗，两次给药间隔时间一般是 3 个月，止痛率 74%~91%。

另一种是短效的放射性治疗药物^{153}钐-乙二胺四甲基磷酸（^{153}Sm-EDTMP），用于骨转移进展期、骨痛严重、骨髓储备不足的患者。一般一次注射^{153}Sm-EDTMP 1mCi/kg，起效时间 2~7 天，治疗效果持续时间 4~8 周，骨痛复发的病例可以重复进行治疗，两次给药间隔时间一般是 1 个月，止痛率 65%~92%。

150. 哪些患者适合接受放射性药物治疗？

一般用放射性药物治疗骨转移的患者需要符合下列要求：①临床、病理及各种影像诊断确诊的骨转移癌；②核素骨显像显示骨转移癌有**放射性浓聚**；③骨转移癌所致的骨疼痛，药物治疗、放疗、化疗无效者；④白细胞不低于 3.0×10^9/L，血小板不低于 90×10^9/L，血红蛋白不低于 90g/L；⑤预计患者生存期>3 个月。

151. 哪些患者不宜接受放射性药物治疗？

在下列情况下不考虑做放射性药物治疗：①妊娠及哺乳期的妇女；②白细胞低于 3.0×10^9/L；③血小板低于 90×10^9/L；④严重的肝肾功能不良；⑤骨显像显示病灶无**放射性浓聚**。

152. 放射性药物治疗骨转移有哪些常见的副作用？

放射性药物治疗骨转移最常见的副作用是**骨髓抑制**，表现为白细胞、血小板或血红蛋白降低。治疗后**骨髓抑制**发生率为20%～50%，但可以恢复，一般在 12 周内即可恢复到治疗前水平。

5%～10%的人出现反跳痛，即给予放射性药物治疗后患者出现短暂的疼痛加重，一般发生在给药后 5～10 天，持续 2～4 天，对症止痛治疗能好转。

（三）化学治疗

153. 什么叫化学治疗？

化学治疗简称化疗，也称肿瘤内科治疗。化疗是指用化学合成药物治疗肿瘤及某些自身免疫性疾病的主要方法之一。化疗是一种“以毒攻毒”的全身治疗方法。这类药物主要基于肿瘤细胞较正常细胞增殖更快的特点，通过直接破坏肿瘤细胞的结构或阻断细胞增殖过程中所需的物质来达到杀伤肿瘤细胞的目的。因此，化疗对正常细胞和机体免疫功能等也有一定程度的损伤，可导致机体出现不良反应。

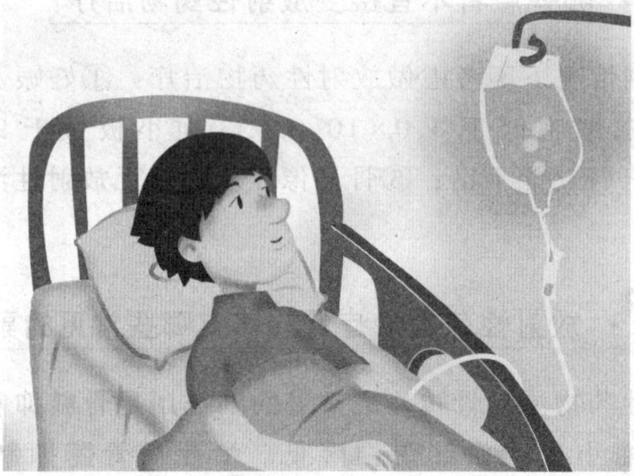

154. 鼻咽癌化疗的类型有几种？

（1）同期化疗：放疗的同时做化疗，是鼻咽癌中最常见的化疗类型。此时化疗的主要作用是作为放疗的增敏剂，使放疗效果更好，最大限度地杀伤肿瘤细胞。化疗与放疗同步开始，同步结束。

（2）诱导化疗：在放疗前做的化疗叫做诱导化疗。一些鼻咽癌体积非常大，或者转移到颈部的包块特别多、位置特别低，这样的鼻咽癌出现其他器官转移如肝转移、骨转移、肺转移的机会很大，行诱导化疗可以降低出现其他器官转移的机会。需要强调的是，诱导化疗周期不能过多，一般 2~3 周期，否则影响放疗开始的时间，最终影响疗效。

（3）辅助化疗：放疗后为进一步巩固治疗效果做的化疗。鼻咽癌患者在完成放疗或同步放化疗后，在身体状况允许的情况下适量做一些化疗，可进一步巩固疗效，降低复发的机会。需要强调的是，辅助化疗不是每位患者都需要做，一般在身体有所恢复的基础上，于放疗后1~3个月内开始做。

（4）姑息化疗：一些患者出现了其他器官转移，如肝转移、骨转移、肺转移等，失去了根治的机会，采用化疗减轻症状、延长患者的生存时间，称为姑息化疗。

155. 什么是一线化疗？什么是二线化疗？

通常第一次化疗时采用的化疗方案叫一线化疗，这个化疗方案往往是经过长时间的临床研究显示对大多数患者来说疗效最好，且可以重复的治疗方法，毒副反应相对能接受，经济负担较低、性价比最高的化疗方案。但没有一个药物或治疗方法是永远有效的，几个周期一线化疗后如果不管用了，就需要更换治疗方案。再换的另一种化疗方案叫二线化疗。多数情况下，一线化疗的效果要好于二线化疗。换句话说，也就是越到后面有效率越低。所以患者会发现，医生选择药物的时候，往往把有效率高的药物放前面，而且往往采用联合用药。到二线化疗后，如果患者的一般状态不是很好，就会用一种化疗药物进行治疗。但有些患者总觉得应该把好药留在后面用，就像中国人常说的要“留一手”，好像后面永远有机会，其实这种想法只是一种美好的愿望。一般来讲化疗后由于药物不良反应的累积，患者往往不能再耐受化疗，或耐受性差，很难再接受强烈的治疗。所以，一定要听医生的建议，合理地接受治疗。

156. 鼻咽癌患者需要做化疗吗?

鼻咽癌的治疗原则根据疾病的分期来决定，早期鼻咽癌采取**根治性放射治疗**，不需化疗；当鼻咽癌发展到局部晚期时（没有其他器官转移），目前的研究结果显示，放疗联合化疗与单纯放疗相比，提高了生存率；对于初次就诊时就有其他远处器官转移的患者，一般先采用化疗，化疗后根据治疗效果制订治疗方案。如果转移灶得到控制，应该接受进一步的放射治疗；对于转移灶症状明显，特别是椎体骨转移后，压迫脊髓所致的急性压迫症状，可以考虑先进行放射治疗，控制局部转移灶，尽量避免出现截瘫等情况的发生。

157. 鼻咽癌患者化疗与放疗怎样结合?

根据不同的情况，化疗与放疗的联合方式不一样，主要有以下三种模式：①放疗前先做化疗（医学上叫诱导化疗或新辅助化疗），这种方式主要用于容易出现远处器官转移的患者，比如说：肿瘤非常晚，侵犯了脑神经、咀嚼肌、骨质、脑组织、眼眶等；颈部转移淋巴结大于6cm；或者颈部转移淋巴结非常多而且个头大，有大于4cm的；或者转移淋巴结位置特别低，在锁骨上区等，这种患者在做放疗前应该接受诱导化疗。②放疗时同时做化疗（医学上叫同期放化疗），主要适用的情况为：有上述情况的患者，放疗时要考虑行同期放化疗；没有上述情况的局部晚期患者，远处器官转移的机会相对低，一开始就做同期放化疗。③放疗结束后做化疗（医学上叫辅助化疗），主要适用的情况为放疗结束后有明显肿瘤残存的患者。④以化疗为主的情形：鼻咽癌已转移到其他器官，如肝、肺、骨等；放射治疗后短期内失败，无法行第二程放疗者；放疗过程中出现远处器官转移的患者。

158. 鼻咽癌患者化疗前还需要做哪些工作?

确诊鼻咽癌的患者，完成头颈部CT或磁共振（MRI）、X线胸部平片或CT、腹部B超或CT以及骨扫描等检查，明确分期后应该就诊放射治疗科，因为放射治疗科医生对鼻咽癌的治疗经验最丰富，大型肿瘤中心有肿瘤综合治疗组，可以请综合治疗组会诊，决定治疗方案。因为几乎所有的患者在化疗后都需要接受放射治疗，而且化疗前的疾病情况决定了放射治疗如何进行。因此，如果需要做化疗，请特别注意：①化疗前咨询放疗科医生，制订整体治疗方案，协调科室间安排，如化疗和放疗的衔接等；②化疗前留取相关医学资料，包括血清样本、肿瘤组织样本、病理诊断、**表皮生长因子受体/血管内皮生长因子**（EGFR/VEGF）检测、影像学检查、鼻咽喉镜、化验室检查（垂体和甲状腺激素等），这些资料对以后的放疗至关重要，一定不能忽略；③化疗前或化疗休息期间做口腔处理，不要等到放疗前，以免伤口愈合不好，影响放疗的进行。

159. 鼻咽癌患者需要接受什么样的化疗方案?

鼻咽癌患者的化疗通常采用以铂类为基础的联合方案，顺铂+5-氟尿嘧啶是一个比较经典的方案。①患者需要做同期放化疗时，通常采用单药顺铂方案；②需要做诱导化疗时，通常采用顺铂+5-氟尿嘧啶，或多西他赛+顺铂，或多西他赛+顺铂+5-氟尿嘧啶方案；③做辅助化疗常用顺铂+5-氟尿嘧啶方案。

160. 鼻咽癌患者做了化疗是否就不需要做放疗了?

鼻咽癌是一个以放疗为首选治疗的疾病。化疗加入的目的是进一步提高疗效，是建立在放射治疗疗效的基础上的。化疗主要在两个方面实现上述目的：①对于容易出现远处器官转移的患者，需要通过诱导化疗降低远地转移的机率；②对于肿瘤局部比较晚期的患者，放疗和化疗同时进行能够提高肿瘤局部的治愈率，从而提高疗效。所以，鼻咽癌不可以只做化疗而不做放疗。如果不做放疗，单独的化疗对鼻咽癌效果差，可能使患者失去根治肿瘤的机会。

161. 为什么有些患者化疗效果很好，而有些效果不好?

化疗的效果主要与肿瘤对药物的敏感性有关。有没有效主要取决于肿瘤的特点以及个体间的差异，比如同样是肺癌，小细胞肺癌化疗的效果很好，大多数患者化疗后肿瘤会明显缩小甚至消失。相比之下，非小细胞肺癌化疗的效果就没那么好。即便同样是肺腺癌，用了同一种药，有的患者特别有效，有的患者却一点不管用。这就是由患者个体间的差异造成的。

162. 鼻咽癌的化疗效果好是否就不需要做放疗?

鼻咽癌对放疗敏感，从肿瘤杀灭的机制来讲，放射治疗和化疗有一些相似的地方。因此，鼻咽癌通常也对化疗敏感，也就是说，化疗也可以使鼻咽癌病灶缩小。一些患者的肿瘤对化疗也非常敏感，肿瘤很快就明显消退，症状也得到明显缓解。这些患者是否还需要做放疗呢？在这里需要提醒患者朋友：鼻咽癌无论化疗效果如何好，都必须接受放射治疗，而且应该尽快接受放疗。因为与放疗相比，化疗对鼻咽癌控制时间短，治疗不彻底，肿瘤不能得到长期控制。一般诱导化疗只做2~3个周期，绝对不能因为化疗中观察到肿瘤明显缩小了，化疗就一直进行下去，一定要接受放射治疗或者同时进行放化疗。

163. 鼻咽癌的化疗效果不好是否做放疗效果也不好？

放疗和化疗在杀灭肿瘤的机制上有相似之处，但疗效上存在明显差别，尽管有些肿瘤对诱导化疗比较敏感，化疗后明显消退；有些肿瘤对化疗不敏感，肿瘤缩小不满意，甚至有可能进展，疗效评价时确认化疗效果不好。对化疗不敏感的肿瘤并不意味着放疗也不敏感，因为放射治疗的射线直接针对肿瘤细胞，它杀死局部肿瘤的效率比化疗高，所以，即使化疗不敏感的患者，放疗仍可能取得比较好的效果，大部分鼻咽癌对放疗是敏感的。

164. 鼻咽癌患者需要做几个周期的诱导化疗？

鼻咽癌的诱导化疗一般建议做2~3个周期，放疗建议越早做越好，应该尽量缩短总的治疗时间，这个时间需要从诱导化疗开始的时候计算，如果诱导化疗周期太多，放疗需要的时间是固定的（6~7周），总的治疗时间就会延长，在肿瘤治疗的影响因素中，总的治疗时间是一个非常重要的因素，治疗时间延长，会导致疗效下降，对鼻咽癌的治疗需要尽量缩短总的治疗时间。所以，即使是诱导化疗敏感的肿瘤，诱导化疗也不宜超过3周期，因为鼻咽癌治疗的主角还是放射治疗，鼻咽癌患者做诱导化疗周期过多的话，会推迟放疗实施的时间，影响对肿瘤的杀灭，降低治疗效果。而且由于放射治疗准备时间相对较长，建议患者在最后一周期诱导化疗药物用完后，尽早到放射治疗科就诊，以便及早安排放疗前的相关事宜，以免耽误治疗。不要等到最后一周期的第 28 天了，才去放疗科就诊。

165. 什么是化疗耐药？

患者对化疗耐药使治疗效果不明显，是肿瘤治疗中的一个难题。可分两种情况：一种是先天耐药，是指一开始就没有效；另一种是继发耐药，就是开始的时候管用，接着用就不好使了。这时候一般需要换药。化疗耐药是不可避免的一种现象。一种药物耐药后，对跟它结构类似的另一种药物也会有交叉耐药。更不好理解的是，对跟它结构不同的药物可能也会产生耐药。换用靶向药物有可能获得一定效果。

166. 鼻咽癌患者化疗时常见的毒副反应有哪些？该怎样应对？

(1) 恶心、呕吐：医生会在做化疗的前、中、后使用止吐药，大部分患者可以顺利完成化疗。个别患者对化疗药特别敏感，导致剧烈恶心、呕吐，请及时告知医生强化处理。

(2) 口腔黏膜炎：特别是对于同期放化疗的患者而言，基本都会出现口腔、舌部疼痛以及吞咽疼痛等，程度轻重不一，这就是口腔黏膜炎。应勤漱口、保持口腔清洁，多张口保持口腔空气流通。疼痛严重的话及时告知医生做止痛处理。

（3）腹泻：如果出现大便次数增多、大便变稀，根据严重程度不同，服用止泻药，控制入口食物的卫生。严重腹泻还需要患者不进食，抗炎并加强营养。

（4）**骨髓抑制**：即常说的白细胞下降、血红蛋白下降或血小板下降等。一旦出现**骨髓抑制**，轻度的可以密切观察，或服用一些补血益气的中成药，不影响治疗。出现中、重度的**骨髓抑制**，可以注射提升血细胞药物。严重**骨髓抑制**经药物治疗后不能好转，只能暂停治疗，等待血象恢复，再决定是否继续治疗。

167. 化疗时患者为什么会掉头发？头发掉了会再长吗？

化疗药物进入体内后会抑制组织的生长，在人的机体内生长最为旺盛的组织最容易被抑制，而这些旺盛的组织常见于骨髓、胃肠道黏膜等，发根也是一个生长极为旺盛的部位，因此也容易被化疗药物所抑制。化疗后一旦发根被抑制就会掉头发，有的人掉得更加明显，甚至眉毛、胡须及其他体毛都掉光。但是当化疗结束后这些抑制毛发生长的因素就逐渐淡出了，毛发的发根又会逐渐恢复生长，个别患者重新长出的头发还是卷发，但时间久了还是会变成直发。在医院里化疗后出现脱发的现象十分常见，别人不会用惊异的目光看患者，但在其他场合患者可能会感到尴尬，有个别人对患者不了解，也有患者自己过多的自我暗示。如果要解决这种现象，可以到商店去购买假发。戴假发不光是患者的专利，也是很多人的爱好，患者可以随心挑选中意的假发，体会平时不曾尝试的事物。当然随着科技的进步有些治疗药物已经有所改进，我们相信治疗后掉头发的现象会逐渐得以改善。

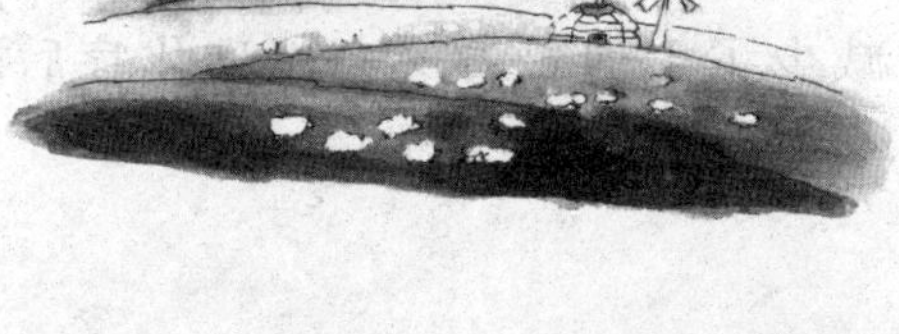

168. 化疗期间饮食方面应注意些什么？有忌口吗？

化疗中应注意饮食问题，尤其是中国人，对此非常重视。但是现实中对这个问题的认识往往存在着许多误区。受传统的思维影响，人们有很多奇怪的认识，例如忌口的问题：治疗中不能吃无鳞鱼、不能吃蛋白质、不能吃羊肉等；还有的患者认为应该使劲补，天天补品不离口。出现这些现象和人们的传统思维方式有关。现实中的确存在某些食物对某些疾病产生影响，如食用海产品对甲状腺功能亢进、食用过多的含淀粉或糖的食物对糖尿病、饮酒及海鲜等对痛风等均会出现影响，但并不多见而且一般的鱼、肉类食物对肿瘤并没有影响，一些不实的传言并没有证据来支持。设想一个肿瘤患者本来身体就受到疾病的困扰，常出现营养不良，如果再不及时补充营养，则会对患者的病情造成消极的影响。化疗期间患者常常有**胃肠道反应**，如恶心、呕吐、食欲不好等，这时饮食应该清淡，但应富含营养，并且应食用一些富含纤维素的食品，以帮助患者解决便秘问题。化疗过后休息阶段可以再适当地增加营养。有人认为应多食补品，补品是什么？其实只是个概念而已，有些补品含有激素，对患者不见得有益，只要患者有食欲，其实正常的饮食就是最好的补品，花同样的钱可以获得更多的回报。

169. 化疗后恶心，但又吐不出来怎么办？

化疗后恶心是非常常见的不良反应，一般都伴随着呕吐，但这种胃肠反应太明显了患者又受不了。目前都是用止吐药物，该药物使用后呕吐减少了，但患者又会出现化疗后恶心，但又吐不出来的现象。治疗中可以采用加强止吐效果的手段，如加上激素治疗（地塞米松）等办法，最大限度地减轻不良反应。但应该注意的是止吐药物也有不良反应，当加强止吐时患者便秘、腹胀也会变得明显，要综合考虑这些因素，追求治疗的总体效果。

170. 化疗后呕吐怎么办？

呕吐是肿瘤患者对化疗药物常见的不良反应，以往没有有效的止吐药物，所以用药后呕吐明显，据老医生们讲，很多年前经常见到患者抱着脸盆吐。随着化疗后患者呕吐的机制被搞清楚，开发了很多有效的止吐药物，这些药物的使用极大地缓解了患者的消化道反应，现在已经很少再看到因为长期呕吐反应而不能坚持化疗的患者了。止吐药物大多是经静脉使用，也有口服的，可以结合使用，如果止吐效果不理想还可以结合激素（地塞米松）治疗。但是这些止吐药物也有不良反应，如便秘、腹胀等。

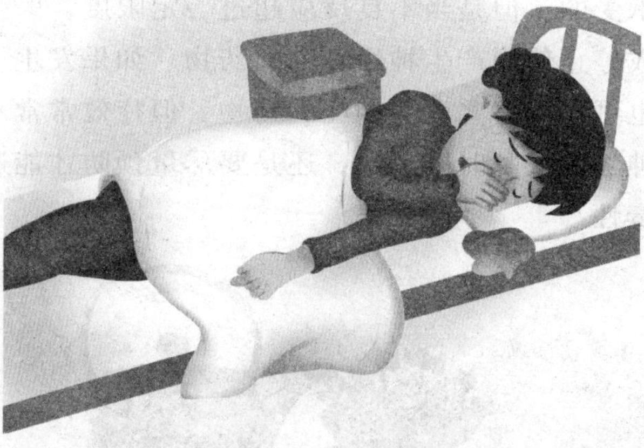

171. 化疗后大便干燥怎么办?

一些患者化疗后会出现大便干燥，主要的原因可能是用了止吐药物。止吐药可以抑制化疗后的恶心和呕吐，但是止吐药物自己还有副作用，就是便秘和腹胀等。药物性的便秘只要不严重，待化疗停止后就会逐渐恢复。如果便秘非常严重，就应该在医生指导下使用一些通便药或使用开塞露等外用药解决问题。但还应该注意化疗期间饮食中应多进食含纤维素的食物，以创造正常的胃肠环境。

172. 化疗后手指和脚趾麻木怎么办?

化疗后有的患者会出现手指和脚趾麻木，这种现象多见于接受了具有**神经毒性**的药物治疗后。具有**神经毒性**的药物有长春新碱、长春花碱、紫杉醇、多西他赛、奥沙利铂等。出现**神经毒性**后首先应告知患者的医生，医生会给患者进行评估，然后按照出现的严重程度为患者调整或修订治疗方案。轻度的手指和脚趾麻木是可以承受的，但是当不良反应超过一定限度，医生经评估后应该减量或停止使用产生**神经毒性**的药物。如果发生了手指和脚趾麻木，也可以用一些营养神经的药物，但疗效常常不能令人满意，因为神经的恢复时间较长，还是要尽量预防才能避免出现严重的**神经毒性**。

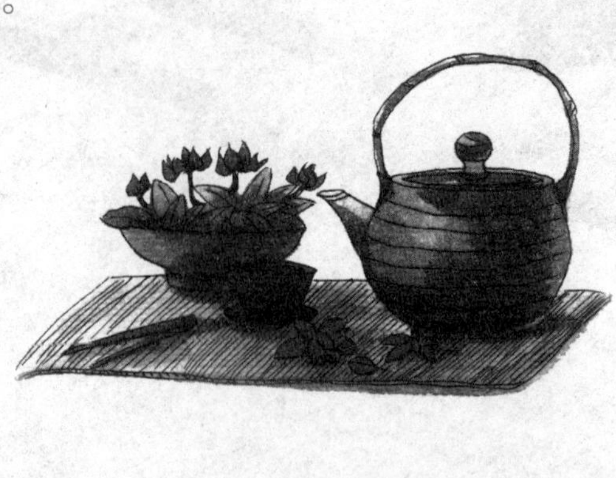

173. 化疗后出现口腔黏膜炎和溃疡，有什么办法可以减轻疼痛?

化疗后患者出现口腔黏膜炎和溃疡是化疗药物的不良反应，甲氨蝶呤等药物导致的最明显，当出现了口腔黏膜炎和溃疡应该告知医生，在经检查后可以做相应的处理。发生口腔溃疡的患者须保持口腔卫生，饭后口腔中不要残留食物残渣，多漱口；目前有些漱口液可帮助溃疡愈合，还可以用含有粒细胞-**巨噬细胞集落刺激因子**（一种升白细胞药物）的液体漱口，因为这种药物可促进伤口愈合。还可局部外用麻醉药物止痛，帮患者进食。

174. 化疗多长时间可以看出疗效?

不同的肿瘤对化疗的敏感性不一样，有的肿瘤如果有效则会很快就看到疗效，如小细胞肺癌、淋巴瘤等。但就大多数肿瘤来讲，要评估疗效需要做 2 个周期后再评价，过早评估疗效很可能会冤枉一些治疗，因为还没有看见肿瘤大小出现明显变化，但是也不能等得时间太长，那样如果无效的话也会耽误治疗。

175. 化疗周期是指 1 周吗?

化疗周期是指每次用药及其随后的停药休息期到下一次化疗开始用药时的间隔时间。化疗方案不同，化疗周期长短不一。化疗周期的长短一般是根据化疗药物的**药代动力学**特点和肿瘤细胞的增殖周期来决定的。根据化疗药物毒副作用及人体恢复周期，从给化疗药的第 1 天算起，至第 21 天或 28 天，即 3~4 周称之为一个周期。

176. 化疗是天天做吗?

如果化疗方案是3个星期为1个周期，要化疗4个周期，是否需要在医院治疗12个星期，也就是3个月吗?不是，化疗的1个周期包括了用药的时间和休息时间。在一个周期中不是每天都用化疗药，大部分化疗药物在每21天或者28天里只有前3~5天使用化疗药物，其余时间休息。某些靶向药物使用的时间会相对较长，比如说重组人血管内皮抑制素（恩度）就需要连续使用14天，每天用药4个小时。药物使用的频率是根据其毒副作用、代谢时间及人体恢复周期而决定的。总的来说，不论什么样的治疗方案，每个周期患者都会有一定的休息时间。

177. 怎么才能知道化疗药物对患者是否有效?

每位患者在化疗前都会做一些检查，这些检查可起着大作用。从第一次开始使用化疗方案起，大部分方案进行一段时间后会再次做一些辅助检查，比如血清肿瘤标志物、CT检查等，医生会结合相应症状的减轻程度，综合的评估化疗药物是否有效。

178. 如果化疗效果不好，该怎么办?

化疗效果不好的时候，最好跟主治医生沟通，分析治疗无效的可能原因。对于癌症患者来说，即使采用目前最有效的方案，仍有一部分患者无效。由于影响化疗疗效的因素很多，对某一个特定的患者而言，目前又没有特别有效的方法提前预知哪些化疗方案是有效的，哪些是没有效的，只能通过化疗以后才知道疗效如何。当然，化疗也不是完全盲目的，有经验的医生会根据患者肿瘤的各种特点，选择一个最适合于该患者的化疗方案。万一该方案无效，也会分析治疗失败的原因，提出下一步治疗方法。

179. 化疗期间患者还可以上班吗？

随着医学科学的不断发展，人们对于肿瘤已渐渐脱离了“谈癌色变”的窘境。现在的化疗不再是“死去活来”，如果化疗反应不大，一般情况允许，在化疗间歇期是可以工作的。但也要看患者的工作性质，如果是强体力劳动，最好还是避免，因为化疗间歇期难免还是会出现**骨髓抑制**，这时免疫力是相对低下的，适当的休息与睡眠有利于免疫力的恢复，也可以降低感染风险。如果是在办公室工作，不会过度劳累，对患者影响不大，患者应自己酌情处理。

180. 患者是否可以耐受化疗？

化疗过程中可能会出现许多副作用，或者只出现部分，也可能没有任何副作用出现。这些都取决于化疗药物的种类和剂量，以及不同机体对化疗药物的反应。副作用持续的时间主要取决于身体状况和所采用化疗方案，正常细胞一般在化疗结束后会自我修复，所以大多数副作用会在化疗结束后会缓慢消失，极少的副作用会持续较长时间。在每个化疗方案实施之前，医生和护士都会询问患者很多看似“不相关”的事情，比如说有没有高血压、糖尿病、胃溃疡等基础疾病，是否有吸烟、喝酒的嗜好，有没有食物或药物过敏史，可不可以爬上 3 楼，中间需要休息几次，以及测量身高和体重等，这些问题都可以判断患者当时的体力状况，再去选择可以耐受的合适方案，每个人的药物剂量都是根据身高、体重计算出来的，是不一样的。

181. 发现白细胞减少应如何处理？患者应注意哪些问题？

化疗过程中白细胞减少会导致化疗被迫减量或停止，近期容易造成严重感染，如果白细胞低于 $1.0\times10^9/L$ 持续5天以上时，发生严重细菌感染的机会明显增加。这个时候可以根据白细胞降低的程度选择一些合适的药物，如果白细胞略微降低，可以口服升白细胞药物，当白细胞下降程度较重时应该使用一些粒细胞集落刺激因子。

化疗给药结束，患者回家休息的过程中出现白细胞减少时一定要注意自我保护，一旦发现白细胞开始降低，及时与主管医生联系，密切监测白细胞情况，并注意保暖及休息，避免着凉，避免过度接触人群，降低感染的风险。

182. 出现血小板减少应如何处理？患者应注意哪些问题？

血小板减少会引起出血时间延长，血小板计数的正常值为（100~300）$\times10^9/L$。理论上当血小板 $<50\times10^9/L$ 时，会有出血危险，轻度的损伤可引起皮肤黏膜的淤点；当血小板 $<20\times10^9/L$ 时，出血的危险性增大，常可以有自发性出血，需要预防性输入血小板；血小板 $<10\times10^9/L$ 时容易发生危及生命的中枢神经系统出血、胃肠道大出血和呼吸道出血。化疗中出现血小板减少引起的严重出血并发症并不多见。有出血倾向的，应给予输注血小

板以及止血药物；没有出血倾向者，若血小板>20×10^9/L，应该卧床休息，避免磕碰，使用一些血小板生长因子等药物，观察病情。

183. 出现贫血应如何处理？患者应注意哪些问题？

血液中的红细胞为全身各组织器官提供氧气，当红细胞太少而不能向组织提供足够的氧气时，心脏工作就会更加努力，让患者感到心脏搏动很快。贫血会使患者感到气短、虚弱、眩晕、眼花和明显的乏力等。根据贫血程度的不同，医生会给予重组人促红细胞生成素、口服铁剂、维生素，甚至是输红细胞悬液以加快贫血的纠正。在药物治疗的同时也需要患者有足够的休息、减少活动、摄入足够的热量和蛋白质（热量可以维持体重，补充蛋白质可帮助修复治疗对机体的损伤）、缓慢坐下与起立。

184. 如何评价化疗的疗效？

在化疗过程中，正确评价药物的有效性是十分关键的问题。化疗前后都会反复做血液学检查和CT等评价化疗疗效，医生总会用肿瘤完全缓解（CR）、肿瘤部分缓解（PR）、肿瘤稳定（SD）、肿瘤进展（PD）这类的医学术语来总结这段时间的治疗效果。实际上对于大多数药物治疗不敏感的肿瘤或晚期肿瘤患者，如果一味强调理论上的CR、PR，这是不切实际的。医生治疗肿瘤时不但会看肿瘤大小的变化，更要考虑到患者的生存质量、生存期的长短。很多晚期肿瘤患者通过综合治疗可以长期“带瘤生存”，这样的治疗疗效和实际意义不亚于CR、PR的结果。

185. 什么是分子靶向药物治疗？

分子靶向药物治疗是近些年来出现的治疗肿瘤的新方法，是在对肿瘤细胞的发生、生长、转移机制以及对治疗抗拒原因的充分研究基础上提出的，并且在临床中得到证实的一种治疗方法。其治疗的机制是针对调控肿瘤细胞生长、转移或是对某一治疗抗拒的途径上的一些关键位置进行抑制或者是切断，来达到控制肿瘤生长、转移、耐药的目的。由于其治疗位置明确，药物作用在细胞的分子水平，就类似定点打靶一样，所以叫做分子靶向治疗。

186. 分子靶向药物治疗属于化疗吗？

分子靶向药物治疗本质上属于一种生物治疗，不属于化疗，两者之间存在本质的区别。传统意义的化疗药物主要指细胞毒药物，它们是一种具有杀伤性的化学物质，除了对肿瘤细胞具有杀伤作用外，对于许多同样分裂旺盛的正常组织细胞也有毒性，例如：白细胞、血小板、胃肠道黏膜、毛囊等。所以化疗往往会造成一些相关的副作用，例如：白细胞下降、血小板下降、恶心呕吐、脱发等。靶向治疗药物理论上只针对肿瘤细胞，对正常组织没有作用，所以往往不会出现化疗相关的副作用。

187. 现在有什么样的分子靶向药物可以治疗鼻咽癌？

分子靶向治疗是近 10 多年来肿瘤治疗领域的一大进展，在放疗和（或）化疗的基础上，增加分子靶向治疗可以进一步提高疗效。在鼻咽癌中，目前临床上应用的分子靶向治疗药物主要是**表皮生长因子受体**的单克隆抗体，代表性的药物有西妥昔单抗（爱必妥）和尼妥珠单抗（泰欣生），其他类别药物还在临床研究中。

188. 分子靶向药物治疗鼻咽癌会有副作用吗？

古话说“是药三分毒”，也就是说，凡是药物都会有副作用，只是存在程度不同、人体能否承受的区别。分子靶向药物虽然有针对性的杀伤肿瘤细胞的作用，但是由于是异种蛋白质（尽管针对是肿瘤细胞上的分子，但正常组织也有这些分子的表达，只是肿瘤细胞表达的非常多），所以在作用于肿瘤细胞时，对正常组织及全身也有一定程度的副作用，不同药物的副作用还存在一些差别。西妥昔单抗常见的副作用有过敏、皮疹、乏力、腹泻、恶心、发热、肝功能损伤等。尼妥珠单抗的副作用相对较轻，过敏、皮疹反应较少见。有副作用很正常，不可怕，只要在可控的范围内就可以接受。

189. 分子靶向药物治疗鼻咽癌的效果好吗？

分子靶向药物治疗是一个正在迅速发展的治疗方法，治疗针对性强，且副反应小。在鼻咽癌的治疗中很少单独使用，但与放疗结合或与化疗结合，已经取得了更好的效果。已经有Ⅱ期临床研究证实了分子靶向治疗联合放疗优于单纯放疗的结果。

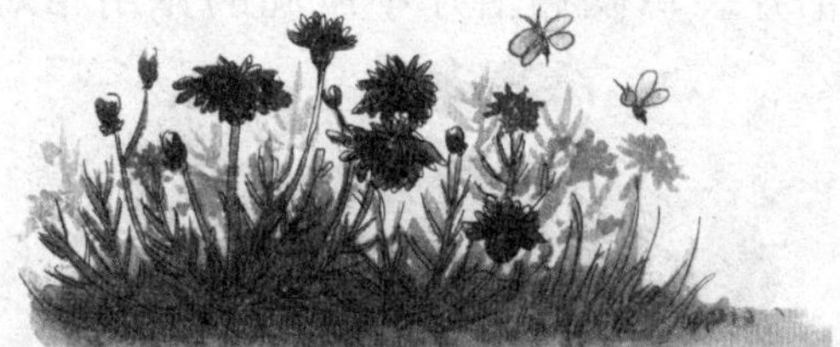

190. 分子靶向药物治疗适合哪些鼻咽癌患者？

肿瘤的治疗方案与临床期别也就是疾病的早晚密切相关。早期鼻咽癌单纯放射治疗就可以达到非常好的疗效，无需其他治疗手段。

病期晚的患者，疗效下降，临床医生通过多年的努力，对鼻咽癌开展了综合治疗的研究，包括放疗联合同期化疗、诱导化疗等的使用，疗效有了进一步提高，但仍然没有达到理想的状态，所以针对这一部分患者，需要更多更好的方法，分子靶向药物治疗在这部分患者中可以作为一种选择。

另外，一些年老体弱的患者不能耐受放疗和化疗的联合治疗，可以用靶向药物治疗替代化疗。还有一些患者是放、化疗治疗失败的，在选择新的化疗方案时增加分子靶向药物治疗也是一种选择。

191. 免疫治疗有哪些？

免疫治疗就是激发或调动人体的免疫系统，抑制和杀伤肿瘤细胞。免疫治疗的方法种类很多，大致有以下三种：①肿瘤疫苗，如肿瘤细胞疫苗、DNA 疫苗、多肽疫苗等；②过继性细胞治疗，流程主要是先采集外周血，在体外培养出大量的免疫细胞，然后把大量免疫细胞回输到人体内杀灭肿瘤；③免疫调节剂，如 α-干扰素、白介素-2 等，直接增强免疫反应杀伤肿瘤细胞。目前免疫治疗在鼻咽癌治疗中所起的作用相对较小。

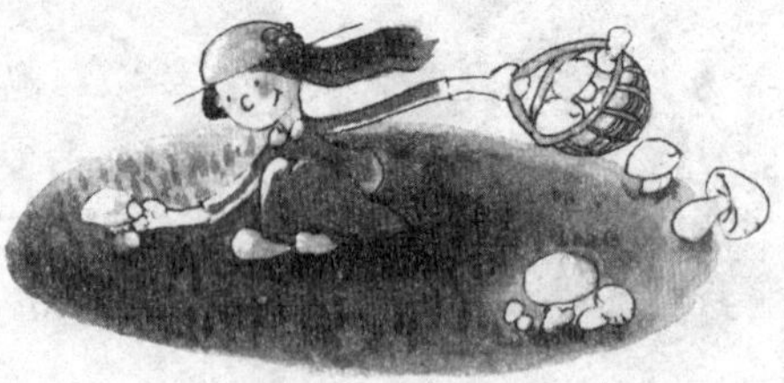

192. 鼻咽癌的免疫治疗有用吗?

免疫治疗主要清除少量的、散在的肿瘤细胞，对于晚期的、体积大的鼻咽癌治疗效果有限，所以常把免疫治疗与放疗、化疗等方法联合应用，能增加抗肿瘤效果。

193. 免疫治疗适合哪些鼻咽癌患者?

各种病期的鼻咽癌患者都可以做免疫治疗。特别是对于晚期的、体质差的、已有其他脏器转移的鼻咽癌患者，因往往不能耐受放疗或化疗，采用免疫治疗一方面提高了患者的免疫力，另一方面也一定程度上抑制了肿瘤，而且免疫治疗副作用轻微。

（四）外科治疗

194. 对鼻咽癌患者为什么不首选手术?

鼻咽癌生长在鼻咽腔，鼻咽腔位于头部的中央，周围被非常重要的结构包绕着，这些结构支配着如看东西、说话、吃饭、听力等，具有非常重要的功能。在鼻咽黏膜的下面就是颅底的骨头，而且在这些骨头上有很多孔连通大脑组织和鼻咽腔，鼻咽癌细胞很容易通过这些孔道侵犯脑组织。另外，鼻咽癌还有一个特点，颈部淋巴结转移机率高。结合上述鼻咽癌生长部位，侵犯特点以及转移特点，对于鼻咽癌患者来说，如果采用手术治疗，会因为手术空间小，不容易切除干净，达不到根治的效果；而且需要切除的组织太多，无法很好的修补，手术后患者的生活质量非常差，进食、语言功能都可能受到严重影响。所幸的是，鼻咽癌对放射治疗敏感，放射治疗能够根治大部分鼻咽癌。所以，鼻咽癌不首选手术，而首选放射治疗。

195. 什么情况下，鼻咽癌的治疗需要外科医生的参与？

对于鼻咽癌的治疗来讲，有以下四种情况需要外科的帮助：①在接受**根治性放射治疗**后，有颈部淋巴结残存，再经过2～3个月观察，肿大淋巴结仍然存在，就需要请外科进行残存淋巴结的切除术；②放疗结束时，鼻咽部原发肿瘤有残存，而且残存肿瘤非常局限，没有深部组织受侵，在鼻咽黏膜面上也比较局限，也可以考虑请外科手术或者内镜下手术切除；③经过**根治性放射治疗**后，在**随访**期间出现复发，而且复发病变比较早，或者是颈部淋巴结的复发，也可以考虑手术治疗；④人体的承重骨（椎体）出现转移、出现病理性骨折、压缩性骨折、压迫脊髓等情况，虽然这些状况比较少见，一旦出现也需要骨科帮助固定转移骨骼，解除压迫，这种情况更多的不是治疗肿瘤而是挽救功能。

196. 术前需要履行哪些知情同意手续？什么人有资格签署手术知情同意书？

患者知情同意即是患者对病情、诊断和治疗（例如手术）方案、治疗的益处及可能带来的风险、费用开支、临床试验等真实情况有了解与被告知的权利，患者在知情的情况下有选择接受与拒绝的权利。按卫生部要求应由患者本人签署知情同意书。当患者不具备完全民事行为能力时，才会由其法定代理人签字；患者因病无法签字时，也可以由其授权的人员签字。患者的知情同意选择权是每一个患者都具有的权利，知情同意书可以作为医疗机构履行说明告知义务的证据，也是患者及家属行使知情权的证据。让患者及其亲属能客观认识诊疗目的、效果、可能产生的并发症及意外等情况，充分享有知情权。

在患者接受诊治的过程中，需要患者履行的知情同意手续包括以下几个方面：

（1）术前、术中知情手续。所有手术前主管医生会与患者进行术前谈话，并签署手术知情同意书，其内容包括术前诊断、手术指征、手术方式、可选择的诊疗方法及优缺点、术中和术后的危险性、可能的并发症及防范措施。术中置入身体的内置物（如吻合器、固定器等），术前谈话中会记录选择的类型；术中病情变化或手术方式改变需及时告知患者家属，并由被委托人书面在告知单上签名。手术的不确定因素较多，手术引起患者新的疾病甚至死亡的风险与疾病的治疗效果相伴相随。有时候手术可能达不到根治疾病的目的，达不到患者希望的理想状态，甚至使患者失去生命。手术风险具有不确定性、不可预测性等特征。

（2）如果在治疗中进行临床试验、药品试验、医疗器械试验、其他特殊检查、特殊治疗，主管医生将在治疗前向患者及家属告知相关情况，征求意见，由患者及家属签署同意检查、治疗的知情同意书。

（3）创伤性诊疗知情手续。对患者进行任何创伤性诊疗均需进行谈话告知并签署知情同意书；内容包括当前的主要病情、采取创伤性诊疗活动的目的及必要性、医疗风险、其他可选择的诊疗方法及优缺点、可能的并发症、注意事项及防范措施。

（4）麻醉知情制度。在进行麻醉操作前，麻醉医生会告知患者相关情况并由患者或被委托人签署知情同意书；告知内容包括术前诊断、麻醉名称及方式、麻醉风险、防范措施。

（5）输血知情制度。输血前经管医生会向患者告知相关情况并由患者或被委托人签署知情同意书；告知内容包括输血的目的、必要性、种类、数量、可能发生的风险、并发症及防范措施。

197. 手术前患者为什么需要禁食、禁水？

所谓禁食、禁水是指禁止吃食物和饮水。一般手术前都要求患者禁食、禁水，其主要目的是排空胃内容物，避免术中、术后发生呕吐造成**误吸**。因为手术操作时刺激腹膜或内脏，有些麻醉药物也可刺激消化系统，造成患者呕吐。而麻醉后，呼吸道的保护性反应已减弱，故呕吐物可**误吸**入呼吸道引起阻塞或吸入性肺炎。

正常人胃内物质排空需要4～6小时，当情绪激动、恐惧、焦虑或疼痛不适时，可导致排空速度减慢，因此成人一般在手术前8～12小时开始禁食，以保证胃的彻底排空。有些患者偷偷地瞒着医生和护士进食水，这是非常危险的，极易造成手术中**误吸**，甚至导致窒息死亡的严重后果。如果术前禁食、禁水时间不够或又吃了东西，则需推迟手术时间，甚至取消该手术。

198. 月经期患者能接受手术吗？

除非是急诊手术，对月经期患者不宜实施择期或限期手术。因为月经期患者脱落的子宫内膜含有较多**纤溶酶原激活物**，导致血液中**纤维蛋白溶解系统**活动增强，容易导致出血量增多，增加了手术危险性。此外，月经期患者抵抗力减低，增加了感染的风险。

199. 手术当天患者家属应该做点什么？

手术当天患者的直系亲属应该在患者进入手术室前到达病房陪伴患者，这对患者是一个安慰。在手术进行过程中，家属需在手术等候区耐心等待，不要离开，因为在手术中如果发现一些特殊情况，医生需要找家属商谈，并请家属做出决策。手术结束后，患者回到病房，在向手术医生和麻醉医生了解病情后，家属就可以按照医院要求留人陪护或由院方监护。

200. 手术前为什么需要患者做好心理上的准备？

手术前有些患者会产生焦虑、紧张、恐惧、不安及抑郁等不良情绪，可影响患者的睡眠、食欲等，导致患者健康状况下降，免疫功能减退，致使机体对病毒、病菌等的抵抗力降低，还可导致患者心率加快、血压升高等问题，将会增加手术的风险及术后发生并发症的机会。因此，积极的情绪和良好的心理准备是保证手术顺利进行的首要条件。

201. 手术前为什么需要患者进行呼吸道准备？

手术后患者因为伤口疼痛而不敢深呼吸、咳嗽和排痰，导致呼吸道分泌物在气道内积聚，降低了肺的通气量，加重气道阻塞，造成肺不张，呼吸道易感染致肺炎，因此需在手术前进行呼吸道准备。

吸烟的患者应该在手术前1~2周停止吸烟，以减少上呼吸道的分泌物。

练习正确咳痰的方法：腹式呼吸（用鼻深吸气，尽力鼓起腹部，屏气1~2秒后，嘴唇微缩成吹蜡烛状缓慢呼气，呼气时腹部自然回缩）数次→深吸气→憋住气→放开声门，收缩腹肌使气体快速冲出将痰咳出。

有呼吸道炎症者，术前应用抗生素、雾化吸入等治疗，待感染控制后才可以接受手术。

202. 手术前一天为什么要为患者做手术区域皮肤准备？

皮肤是机体的天然防御线，手术会破坏此防御线而增加感染的机率。手术前进行**皮肤准备**（又称**备皮**）的目的就是预防手术后切口感染。皮肤准备通常在手术前一天进行，皮肤准备的内容包括除去患者手术区域的毛发、污垢及微生物。手术区皮肤准备的范围一般应包括以切口为中心，半径在20厘米以上的范围。此外，手术前一天患者还应修剪指甲、剃须、洗头、洗澡。小儿可以不剃体毛，只做清洗。

203. 手术日需要患者做什么准备？

手术日不要化妆，要去除患者的唇膏、指甲油，以便于手术中观察患者末梢血液循环情况；要取下活动性假牙，因为假牙可能会脱落而阻塞呼吸道；取下发卡、假发、金属物品、饰物等，因为金属会导电，饰物会伤及患者；将随身携带的所有贵重物品，如首饰、钱、手表，交由家属保管；如为助听器、隐形眼镜，可暂时戴着，便于与手术室工作人员谈话、沟通，可于手术前一刻取下。患者贴身穿着干净的病服；要求禁食、禁水；术前要排空膀胱，其目的是为了避免麻醉后造成手术台上排尿，避免手术过程中误伤膨胀的膀胱，避免患者手术后因受麻醉影响或麻醉未清醒而发生排尿困难。

204. 手术后患者该如何与医护人员配合，以利于身体的康复？

癌症和其他疾病一样，有相当数量的患者是可以治愈的。对癌症不要过分恐惧和悲观，这不但无助于治疗，相反，由于精神过度紧张和焦虑，寝食不安，会降低机体的抵抗力，对术后恢复不利。既然手术已经成功，手术后患者更应放下思想包袱，吃好、睡好，增强自身的抵抗力。

针对癌症的手术通常是需要在全身麻醉下进行，麻醉过程中需要在患者的气管内留置一根导管，因为手术后痰液可能会比较多，为防止呼吸道感染，要尽量把痰液排出。

饮食方面也要做到荤素搭配，多补充蛋白质、维生素、矿物质等，使摄入的营养比消耗的多，以提高机体的抗癌能力。如果医生没有提出特别要求，原则上不必忌口，多吃富于营养的食

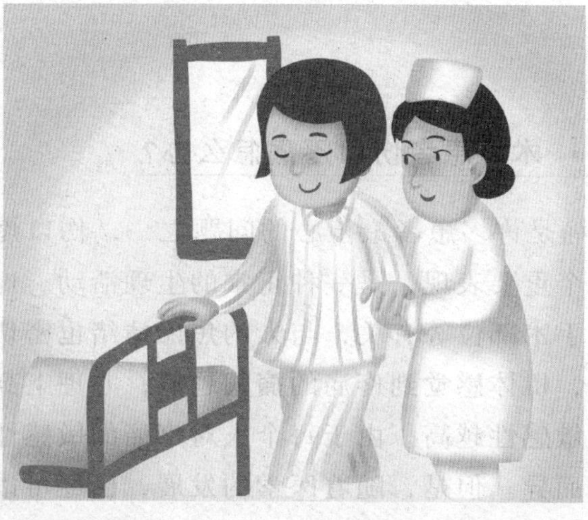

物，如肉、鱼、蛋、豆类、谷类等，尤其要多吃新鲜蔬菜和水果，因其中含有丰富的维生素 C，对抗癌有一定的作用。不要吸烟，不要喝酒，不吃酸、辣等刺激性的食物，不吃过冷或过热的食物。

由于治疗癌症的手术常常是切除或部分切除了某脏器，对生理功能损伤往往较大，因此恢复时间可能会较长。伤口愈合后，应适当进行锻炼，原则是量力而行，循序渐进，持之以恒。

205. 手术后患者为什么会出现发热现象？

通常在手术后 3~5 天内，患者体温会有轻、中度的升高，通常在 38℃左右。这是机体对手术创伤的一种正常反应，一般不需要特殊处理。如果体温高于 38℃或患者对体温升高感觉不适，可给予温水擦浴、乙醇擦浴、冰袋冷敷等方法进行物理降温。一般在手术后 3~5 天体温可以逐渐恢复正常。但如果术后体温持续升高或术后 3~5 天体温恢复正常后又升高，则有可能是发生了切口感染或其他并发症，医生会查找原因，并进行相应的处理。

206. 术后患者伤口疼痛怎么办？

伤口疼痛是许多患者最担心的问题之一，伤口疼痛是人体应激反应的一个重要表现，是一种正常的生理活动。疼痛的程度与伤口大小、手术部位等有关，与人的焦虑情绪也密切相关，焦虑情绪越严重，机体感觉到疼痛的**痛阈**越低；心理上高度恐惧的患者对疼痛的敏感性越高。由于每个人对疼痛的敏感性不同，疼痛的程度因人而异。但是，随着医学的发展，已经可以解除或减轻患者术后疼痛。通常有两种方法减轻创口疼痛。一种方法是在静脉或硬膜外腔留置手术后镇痛泵注药，该方法可以持续、平稳地减轻疼痛，但部分患者有较明显的头晕、恶心等不适；另一种方法是在疼痛剧烈时肌内注射止痛药，该方法止痛效果好，但持续时间短，通常可持续2~4小时。疼痛最明显的是手术后48小时内，以后渐渐缓解。手术后常用的止痛药都有不同程度的抑制肠胃运动的副作用，但短期使用不会产生依赖性。

207. 术后的饮食应注意哪些事项？

手术过后的饮食非常重要，稍有不慎不仅会影响患者的康复，还可能带来更多的损害。因此，手术后保持营养的均衡是非常重要的。各种外科手术过程中一般都有出血或组织液渗出，因此很可能会造成贫血及低蛋白血症，同时，疼痛、创伤及手术中的刺激会导致营养物质消耗的增加。所以手术后通过饮食保持营养均衡是术后伤口愈合、体质恢复必需的。

在食物的选择上面有三个注意事项：

（1）保证饮食的多样性。手术后要多进食营养价值比较高、清淡而又容易消化吸收的食物，尤其是**优质动物蛋白质**；其次是补充微量元素，尤其是锌与钾。锌是化学反应中的媒介，在促进蛋白（尤其是胶原蛋白）的合成中起重要作用；再次是各种维生素及纤维素的补充。它们可以增加抗感染的能力，而维生素A、维生素C、维生素E还可以促进伤口愈合；要避免食用猪油、动物内脏、鳗鱼，少吃肥肉及含胆固醇较高的海鱼等，还要避免烟、酒及浓茶等。

（2）根据手术类型与患者病情选择食物。不同的手术类型在选择食物时也有不同的侧重点。消化系统手术后饮食宜清淡和细腻，这时考虑的是利于胃肠道的功能重建和恢复，一些蛋白粗纤维或植物粗纤维则应慎重摄入；术后一天内，不宜进食牛奶、豆浆等易胀气的食物。能正常进食时，应给予熟烂、嫩、软、少渣以及营养搭配合理的食物。切忌为让患者增进食欲而投其所好，进食辛辣、富含脂肪或煎炸的食物。妇科手术后宜选择性温热的食物，来促进体力恢复、活血化瘀以及促进子宫收缩。可用牛肉、鸡肉、鸽肉等高蛋白动物性食物作为主料，而适量减少碳水化合物的比例。

（3）根据术后时间选择食物。多数患者手术后2~3天开始恢复肛门排气，这表明肠道的功能开始恢复。早期进食和活动可增进肠道蠕动的恢复。如无特殊情况，排气后可进流质饮食（粥、汤水等），饮食一般第一阶段开始以清流食为主，如米汤、藕粉、果汁、蛋花汤等，随病情稳定进入第二阶段，改为流食，如牛奶、豆浆等，第三阶段为软饭或普通饭。

（五）介入治疗

208. 什么是肿瘤的介入治疗？

介入治疗就是在医学影像设备（血管造影机、X线透视机、CT、MRI、B超）的引导下，通过微小的切口或穿刺点将特制的导管、导丝等精密器械引入肿瘤部位，对肿瘤或相关疾病进行治疗的一门新兴学科，介入治疗包括血管内介入治疗和非血管内介入治疗。

209. 肿瘤的介入治疗有哪些手段？能达到什么目的？

肿瘤的介入治疗可通过药物灌注、动脉栓塞、管腔狭窄的球囊扩张、安放滤器或支架、体液引流、能量消融等手段，以达到治疗肿瘤和缓解病痛的目的。

210. 什么叫动脉栓塞术？什么叫化疗栓塞术？

经导管将栓塞剂注入病变部位的血管内，引起动脉暂时性或永久性阻塞的手术被称为动脉栓塞术。

如果在注入栓塞剂同时加入化疗药物则被称为化疗栓塞术。

211. 需通过哪些途径完成肿瘤的介入治疗？

针对肿瘤的介入治疗，根据治疗途径分为经血管介入治疗（如经动脉化疗栓塞）、经过皮肤穿刺介入治疗（如经皮穿刺消融术）和经**空腔脏器**介入治疗（如消化道狭窄的球囊成形术和支架植入术）。

212. 介入治疗的副作用有哪些？

介入治疗的毒副作用比全身化疗副作用要小，主要有出血、感染。患有严重凝血障碍、心肺疾病等合并症的患者，不适合介入治疗。介入要求被治疗的肿瘤的血液供应比较明确，能够找到具体肿瘤供血血管（也叫高选择性血管）。鼻咽癌属于双侧颈内动脉供血，肿瘤生长范围广泛，没有高度选择性的供血血管，不是适宜作为介入治疗的病种。

213. 哪些肿瘤患者适合于经血管介入治疗？

①某些脏器患有血管瘤的患者；②肝、肺、肾等脏器原发恶性肿瘤或转移瘤的患者；③某些恶性肿瘤外科手术前需辅助治疗

的患者；④由于肿瘤导致的出血或肿瘤手术后的脏器出血需要止血的患者等。这些实体肿瘤患者通过行经血管介入治疗均能取得较理想的效果。

214. 什么情况下的鼻咽癌患者需要做介入治疗？

鼻咽癌原发肿瘤不是适宜的介入治疗的病种，但在特殊情况下，介入治疗可以采用，如肝转移病灶。另外在出现鼻咽、鼻腔大出血时可以采用介入治疗栓塞出血血管。

（六）射频治疗

215. 什么是射频治疗？

即射频消融术，就是在 CT、彩色 B 超的引导下，将消融电极准确刺入肿瘤部位，然后在该处局部释放高频电流，在很小的范围内产生较高的温度，使肿瘤组织及其邻近的可能被扩散的组织凝固坏死，坏死组织在原位被机化或吸收。

216. 什么情况下鼻咽癌患者需要做射频治疗？

射频治疗在鼻咽癌的治疗中作用很小，通常较少采用。主要用于处理治疗后的副作用。如鼻咽癌放疗后后鼻孔闭锁，可以采用经鼻内镜射频治疗，晚期鼻咽癌并发位置较深的活动性鼻腔、鼻咽出血也可以考虑。

（七）癌痛治疗

217. 什么是癌性疼痛？疼痛分几级？

癌性疼痛是由于肿瘤在局部或转移部位侵犯或压迫神经纤维所造成的疼痛。癌性疼痛是肿瘤发生、发展中的并发症状，疼痛的性质及范围取决于肿瘤生长的部位及对周围神经侵犯的程度。

疼痛是一种令人不快的主观感受，为了能够客观地评价疼痛的程度、合理地选择止痛药物治疗及评价止痛效果，医学上制订了多种评价疼痛程度的方法，以下三种是目前世界范围内通用的评估标准。

（1）数字分级法（NRS）：使用疼痛程度数字评估量表。疼痛程度分为：轻度疼痛（1~3），中度疼痛（4~6），重度疼痛（7~10）。

（2）面部表情疼痛评分量表法：依照面部表情疼痛评分量表，此表用于表达困难的患者，如儿童、老年人，以及存在语言或文化差异或其他交流障碍的患者。

（3）主诉疼痛程度分级法（VRS）：根据患者对疼痛的表

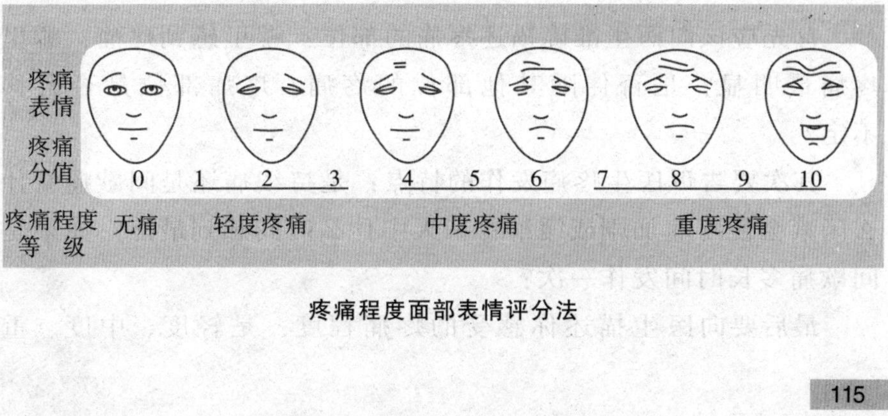

疼痛程度面部表情评分法

述，将疼痛程度分为：

轻度疼痛：有疼痛但可忍受，生活正常，睡眠无干扰。

中度疼痛：疼痛明显，不能忍受，要求服用镇痛药物，睡眠受干扰。

重度疼痛：疼痛剧烈，不能忍受，需用镇痛药物，睡眠受严重干扰，可伴自主神经紊乱或被动体位（指不能依靠自身的力量来调整或变换肢体的位置，处于一种固定而不适的状态）。

218. 世界卫生组织将疼痛程度分为几级？每级的标准是什么？

世界卫生组织将疼痛的程度分为5级，具体分级标准如下：

0度：不痛；

Ⅰ度：轻度痛，为间歇痛，可不用药；

Ⅱ度：中度痛，为持续痛，影响休息，需用止痛药；

Ⅲ度：重度痛，为持续痛，不用药不能缓解疼痛；

Ⅳ度：严重痛，为持续剧痛伴血压、脉搏等变化。

219. 如何向医生描述患者的疼痛？

首先应该向医生准确描述疼痛的部位：哪里感到疼痛？哪里疼痛最明显？是否伴随其他部位的疼痛？疼痛部位是否游移不定？

其次要告诉医生疼痛发作的特点：是持续痛还是间歇痛？什么因素会使疼痛加剧或缓解？一天中什么时间感到最疼？如果是间歇痛多长时间发作一次？

最后要向医生描述你感受的疼痛程度：是轻度、中度、重度，还是严重痛？

特别要注意的是，对疼痛程度的诊断应该是依据患者所表述的感觉，而不是医生认为“应该是怎样的程度”。所以患者正确向医生描述自己的疼痛可以帮助医生对患者进行有效地治疗。

220. 癌症患者感到疼痛的原因有哪些？

癌症患者感到疼痛的原因主要有三大类。

癌症本身的原因。最常见的原因是骨转移、肿瘤压迫神经或侵犯神经所致，其次是由于肿瘤生长过快或肿瘤过大导致患者感到某部位胀痛。

继发于肿瘤的相关因素。如肿瘤伴有感染、肿瘤导致肠道或其他管道系统梗阻、肿瘤破裂出血等。

诊治癌症过程中产生的疼痛。如手术、放疗、化疗、穿刺活检、骨髓穿刺、内镜检查等。

221. 疼痛的伴随症状有哪些？

了解疼痛的伴随症状可有助于患者及家属正确认识疼痛给患者带来的危害，及时正确治疗疼痛。通常疼痛的伴随症状有以下三个方面：

(1) 生理性症状：严重疼痛会导致患者出现恶心、呕吐、心慌、头昏、四肢发冷、出冷汗、血压下降甚至休克。慢性疼痛会引起患者失眠、便秘、食欲缺乏、肢体活动受限等。

(2) 心理变化：顽固性及恶性疼痛会使患者感到抑郁、恐惧、焦躁不安、易怒、绝望等。

(3) 行为异常：多见于慢性疼痛的患者。不停地述说疼痛的体验及对其的影响如何。不断抚摸疼痛部位，甚至以暴力捶打。坐卧不安、尖叫呻吟、伤人、毁物。

222. 世界卫生组织推荐的治疗癌痛三阶梯止痛方案是什么？

为了提高癌症患者的生活质量，到达持续镇痛的效果，使癌痛患者夜间能够睡觉，白天休息、活动、工作时无痛，世界卫生组织推荐采用三阶梯止痛方案，其具体分类如下：

第一阶梯：应用非阿片类药物止痛，加用或不加用辅助药物。

第二阶梯：如果疼痛持续或加剧，在应用非阿片类镇痛药基础上加用**弱阿片类药物**和辅助药物。

第三阶梯：强阿片类药物与非阿片类镇痛药及辅助药物合用，直到患者获得完全镇痛。

如果疼痛仍然持续，应进行神经破坏或介入治疗等有创性治疗。尽量维持无创性给药途径，这种途径简单、方便、安全、费用低。

223. 什么是非阿片类镇痛药？

非阿片类镇痛药是指止痛作用不是通过激动体内阿片受体而产生的镇痛药物。按作用机制主要分为以下两类：

（1）非甾体类抗炎镇痛药：具有解热镇痛，兼具消炎、抗风湿、**抗血小板聚集**作用的药物。主要用于治疗炎症、发热和疼痛，如吲哚美辛、对乙酰氨基酚、芬必得（布洛芬）、萘普生、奇诺力（舒林酸）、西乐葆等。

（2）非阿片类中枢性镇痛药：作用于中枢神经系统，影响痛觉传递而产生镇痛作用，如曲马多、氟吡汀。

224. 什么是阿片类镇痛药？

阿片类镇痛药为一类作用于中枢神经系统，激动或部分激动体内阿片受体，选择性减轻或缓解疼痛，对其他感觉无明显影响，并能保持清醒的一类止痛药物。镇痛作用强，还可消除因疼痛引起的情绪反应。阿片类镇痛药按药物来源可分为以下三类：

（1）天然的阿片生物碱，如吗啡、可待因。

（2）半合成的衍生物，如双氢可待因。

（3）合成的麻醉性镇痛药，哌替啶（杜冷丁）、芬太尼、美沙酮等。

225. 按三阶梯止痛方案常用的镇痛药都有哪些？

很多患者不知道自己服用的药物属于哪一个阶梯，按三阶梯止痛方案常用的镇痛药有：

（1）第一阶梯：轻度镇痛药，以非甾体类药物为主。常用的有阿司匹林、意施丁（消炎痛控释片）、泰诺林（对乙酰氨基酚为主）、百服宁（对乙酰氨基酚为主）、必理通（对乙酰氨基酚）、散利痛（对乙酰氨基酚+咖啡因等）、芬必得（布洛芬）、扶他林（双氯芬酸钠）、凯扶兰（双氯芬酸钾）、奥湿克（双氯芬酸钠+米索前列醇）、奇诺力（舒林酸）、莫比可（美洛昔康）、萘普生、西乐葆等。

（2）第二阶梯：中度镇痛药，以**弱阿片类药物**为主。常用的有奇曼丁（盐酸曲马多缓释片）、泰勒宁（氨酚羟考酮）、路盖克（可待因+对乙酰氨基酚）、氨酚待因（可待因+对乙酰氨基酚）、双克因（酒石酸二氢可待因控释片）、泰诺因（可待因+对乙酰氨基酚）、盐酸丁丙诺啡舌下片、盐酸布桂嗪注射液（强痛定针剂）等。

（3）第三阶梯：重度镇痛药，强阿片类药物。常用的有美施康定（硫酸吗啡控释片）、奥施康定（盐酸羟考酮控释片）、多瑞吉（芬太尼透皮贴剂）、盐酸吗啡片剂及针剂等。

226. 三阶梯镇痛方案的基本原则是什么?

三阶梯镇痛方案的基本原则为：按阶梯给药，无创给药，按时给药，用药个体化，注意具体细节。

（1）按阶梯给药：①根据患者的疼痛程度给予相应阶梯的药物，如果患者就诊时已经是重度疼痛，就应该直接使用重度镇痛药，无需从第一阶梯开始；②在使用第一或第二阶梯药物时，其镇痛作用都有一个最高极限（天花板效应），因此，在正规使用第一、第二阶梯药物后，如果疼痛不能控制，不应再加量、换用、联用同一阶梯的镇痛药物，应选择更高阶梯的镇痛药物；③第三阶梯代表药物为吗啡，此阶梯药物没有“天花板效应”，如果常规剂量控制疼痛效果不佳，可以逐渐增加吗啡剂量，直至完全控制疼痛为止。

（2）无创给药：在可能的情况下尽量选择口服、透皮贴剂等无创方式给药，这种用药方式简单、经济、方便、易于患者接受，并且不易产生成瘾性及药物依赖性。

（3）按时给药：按规定时间间隔给药，不论患者当时是否有疼痛发作，而不是等到患者疼痛时才给药，这样可保证达到持续镇痛的效果。

（4）用药个体化：不同的患者对麻醉性镇痛药的敏感度存在个体差异，而且差异度可能很大，同一个患者在癌症的不同病程阶段疼痛程度也在发生变化，所以阿片类药物没有标准用量，要时刻根据患者的疼痛缓解状况增、减用药剂量，凡是能够使疼痛控制的剂量就是正确的剂量。

（5）注意具体细节：对服用镇痛药的患者要注意监护，密切观察其反应，目的是使患者获得最佳镇痛效果的同时产生最小的副作用。

227. 什么是药物的耐药性？镇痛药也能产生耐药性吗？

耐药性又称抗药性，指微生物、寄生虫或肿瘤细胞与药物多次接触后，对药物的敏感性下降甚至消失，致使药物对耐药微生物、寄生虫或肿瘤细胞的疗效降低或无效。

镇痛药反复使用后也会产生耐药性，其结果导致镇痛作用下降，作用时间缩短，有些需要逐渐增加剂量才能维持其镇痛效果。

228. 什么是药物的依赖性？镇痛药会产生依赖性吗？

药物的依赖性俗称药瘾或瘾癖，它分为精神依赖和躯体依赖两种。

精神依赖又称心理依赖，也就是大家通常所说的成瘾性，是指患者对某种药物特别渴求，服用后在心理上有特殊的满足感。镇痛药物容易产生成瘾性，阿片类药物成瘾的特征是持续、不择手段地渴求使用阿片类药物，主动觅药，目的不是为了镇痛，而是为了达到“欣快感”，这种对药物的渴求行为会导致药物的滥用。对精神依赖的过于担心是导致医生和患者未合理使用阿片类药物的重要原因。大量国内、外临床实践表明，阿片类药物用于癌症患者镇痛时成瘾者极其罕见。

身体依赖是指重复多次的给同一种药物，使其中枢神经系统发生了某种生理或生化方面的变化，致使对某种药物成瘾，也就是说需要某种药物持续存在于体内，否则药瘾大发产生戒断症状。阿片类药物成瘾表现为：用药一段时间后突然停用，患者出现的流涕、流泪、打哈欠、出汗、腹泻、失眠及焦虑、烦躁等一系列戒断症状。戒断症状很容易通过逐渐减少用药剂量来避免。

耐药性和躯体依赖性是阿片类药物的正常药理学现象，癌痛患者通常使用的是阿片类药物的控释或缓释剂型，极少发生精神（心理）依赖。癌痛患者如发生药物依赖性并不妨碍医生有效地使用此类药物。

229. 长期用阿片类镇痛药会成瘾吗？

对阿片类药物成瘾的恐惧是影响患者疼痛治疗的主要障碍。世界卫生组织对癌痛患者应用镇痛药已经不再使用成瘾性这一术语，替代的术语是药物依赖性。镇痛药躯体依赖性不等于成瘾性，而精神依赖性才是人们常说的成瘾性。躯体依赖性常发生于癌痛治疗过程中，表现为长期用阿片类药物后对药物产生一定的躯体依赖性，突然中断用药会出现流涕、流泪、打哈欠、出汗、腹泻、失眠及焦虑、烦躁等戒断症状。癌痛患者因疼痛治疗的需要对阿片类药物产生耐受性（需要适时增加剂量才能达到原来的疗效）及躯体依赖性是正常的，并非意味已“成瘾”，不影响患者继续安全使用阿片类镇痛药。在医生的指导下，采用阿片类药物控释、**缓释制剂**，口服或**透皮给药**，按时用药等规范化用药方法，可以保证理想的镇痛疗效。

230. 癌痛患者应该什么时候开始止痛治疗？

目前，主张癌症患者一旦出现疼痛就应及早开始止痛治疗，而不必忍受疼痛的折磨。疼痛会影响患者的生活质量，使患者无法正常睡眠、工作、娱乐等，部分患者还会出现抑郁、焦虑、消沉等心理障碍。早期的癌痛在疾病未恶化时，及时、按时用药比较容易控制，所需镇痛药强度和剂量也最低，还可避免因治疗不及时而最终发展成难治性疼痛。

231. 非阿片类药吃了不管用，多吃点就行了吗？

许多患者及家属认为非阿片类药物比阿片类药物安全，可以多吃，并因惧怕阿片类药物成瘾，想尽量避免用强阿片类药物。其实这种想法和做法都不对。非阿片类镇痛药止痛效果并不是与用量成正比，当达到一定剂量水平时，增加用药剂量并不能增加镇痛效果，而且药物的不良反应将明显增加，也就是通常所说的“天花板效应”。阿片类药物如果在医生指导下正确个体化用药，可防止药物的不良反应，长期用药对肝及肾等重要器官无毒性作用。与之相比，非阿片类镇痛药长期用药或大剂量用药发生器官毒性反应的危险性明显高于阿片类镇痛药。非甾体类抗炎药是非阿片类药中的一种，其在用药初期大多无明显不良反应，但长期用药，尤其是长期大剂量用药则可能出现消化道溃疡、血小板功能障碍及**肾毒性**等不良反应。大剂量对乙酰氨基酚可引起肝毒性。因此，如果正确使用，一般阿片类镇痛药比非阿片类药更安全。

232. 阿片类药物是治疗癌痛的首选吗?

阿片类药物是最古老的止痛药，也是迄今为止最有效的止痛药。世界卫生组织提出："尽管癌痛的药物治疗及非药物治疗方法多种多样，但是在所有止痛治疗方法中，阿片类止痛药是癌痛治疗中必不可少的药物。对于中度及重度的癌痛患者，阿片类止痛药具有无可取代的地位"。在癌痛治疗中之所以对阿片类镇痛药的作用有如此高的评价，是缘于这类药物有以下三大特点：

（1）止痛作用强：阿片类药物的止痛作用明显超过其他非阿片类止痛药。

（2）长期用药无器官毒性作用：阿片类药物本身对胃、肠、肝、肾等器官无毒性作用。

（3）无"天花板效应"：因肿瘤进展而使患者癌痛加重时，或用阿片类药止痛未达到理想效果时，可通过增加阿片类药物的剂量提高止痛治疗效果，其用药量无最高限制剂量。

233. 阿片类药物的毒副反应有哪些？出现后应立即停药吗?

阿片类药物常见的毒副反应主要为便秘（发生率90%）和恶心、呕吐（发生率30%），其他包括眩晕（发生率6%）、尿潴留（发生率5%）、皮肤瘙痒（发生率1%）、嗜睡及过度镇静（少见）、躯体和精神依赖（少见）、阿片过量和中毒（少见）、精神错乱及中枢神经毒副反应（罕见）。除便秘以外，其他的毒副反应一般出现在用药初期，数日后患者都会逐渐耐受或自行消失。出现便秘者可采用对症治疗，不影响患者继续用药。在医生正确指导下用药，其他少见和罕见的毒副反应可减少或避免发生。所以患者不必担心阿片类药物会发生严重毒副反应而停药。

234. 害怕增加阿片类药物剂量，部分缓解疼痛就可以凑合了？

有些患者因害怕药物成瘾而不敢增加阿片类药物剂量，造成用药剂量不足，这样会导致镇痛不足，长期的疼痛刺激将使疼痛进一步加重，形成神经病理性疼痛等难治性疼痛，形成恶性循环。对于癌症患者，疼痛治疗的主要目的应该是根据患者具体情况合理、有计划地综合应用有效镇痛治疗手段，最大限度缓解癌痛症状，持续、有效地消除或减轻疼痛，降低药物的毒副反应，最大限度地提高患者的生活质量。理想的镇痛治疗应该是使患者达到无痛休息和无痛活动，消除疼痛是患者的基本权利，所以每个癌痛患者都不应该忍受不必要的疼痛，要相信疼痛是可以控制的，要在医生的指导下最大限度地缓解自己的疼痛。

235. 癌痛患者在接受其他抗肿瘤治疗的同时可以使用镇痛药吗？

许多癌症患者在进行化疗、放疗、手术治疗或其他抗肿瘤治疗的过程中出现疼痛，这些患者通常会担心镇痛药会影响抗肿瘤治疗的效果而尽量忍受疼痛。目前的研究显示，镇痛药对其他抗肿瘤药没有不良影响，良好的镇痛可以有助于患者顺利完成其他抗肿瘤治疗。

236. 一旦使用阿片类药就不能停止，需要终身用药吗？

一些服用了阿片类镇痛药的癌痛患者接受化疗、放疗、手术治疗或其他抗肿瘤治疗后，肿瘤得到了控制，疼痛明显减轻，这些患者想知道镇痛药是否可以停止服用。答案是只要疼痛得到满意控制，可以随时安全停用阿片类镇痛药。吗啡每天用药剂量在30~60mg时，突然停药一般不会发生不良反应。长期大剂量用药者，突然停药可能出现戒断综合征。所以长期大剂量用药的患者应在医生指导下逐渐减量至停药。

237. 哌替啶是最安全有效的镇痛药吗？

经常有一些患者会对医生说：“我疼得很厉害，吃药没用，我要打杜冷丁。”这种观点是错误的，目前，世界卫生组织已不再推荐使用哌替啶（杜冷丁）作为癌痛患者的镇痛药物。哌替啶的镇痛作用强度仅为吗啡的1/10，在体内的代谢产物具有潜在**神经毒性**及**肾毒性**。此外，因哌替啶口服吸收利用率差，多采用肌内注射给药，肌内注射使患者注射局部产生硬结和新的疼痛感，不宜用于慢性癌痛的治疗。

238. 长期服用阿片类药物的患者有最大剂量的限制吗？

阿片类药物是目前发现镇痛作用最强的药物，并且没有“天花板效应”，镇痛作用随剂量的增加而增强，因此，并不存在所谓最大或最佳剂量。对个体患者而言，最佳剂量是最有效的镇痛作用和可耐受的毒副反应。所以，只要止痛治疗需要，都可以使用最大耐受剂量的阿片类镇痛药，以缓解疼痛。

239. 两个长效阿片类药物能否联合使用?

首先要告诉患者这是不规范用药，没有任何一个权威癌痛诊治指南中推荐这样用药。其次，也没有必要这样做，在医生指导下可以通过增加单一阿片类药物的剂量来实现良好的镇痛效果。此外，还要告诉患者联合应用长效阿片类药物是有害的，两种长效类阿片药物作用机制相似，药理作用叠加，毒副反应发生的种类有可能会增加，机率会增大，用药剂量不容易掌控，容易过量，一旦过量，出现的毒副反应难以处理。

240. 癌痛患者如果合并有神经病理性疼痛如何处理?

神经病理性疼痛是由于神经系统损伤或受到肿瘤压迫或浸润所致的一种难治性疼痛。患者在服用阿片类镇痛药的同时应根据疼痛的不同表现联合应用其他辅助药物。表现为烧灼样疼痛的患者应加服三环类抗抑郁药，如阿米替林、多虑平等。表现为电击样疼痛的患者应加服抗惊厥药，如加巴喷丁、卡马西平等。

241. 口服阿片类控释片控制疼痛趋于稳定，但有时会出现突发性疼痛怎么办?

突发性疼痛也叫暴发痛，是指在持续、恰当控制慢性疼痛已经相对稳定基础上突发的剧痛。突发性癌痛常常被患者报告为无规律性、散在发生、急性发作、持续时间短、瞬间疼痛加剧、强度为中度到重度，可以超出患者已控制的慢性癌痛水平。暴发痛可以是与原发性疼痛一致或者感觉完全不同的阵发性疼痛。暴发性癌痛可以由不同诱发因素而发作（与肿瘤相关、与治疗相关、伴随的其他疾病），病理生理机制也可能不同（伤害性疼痛、神经源性疼痛、复合性疼痛）。暴发痛可以干扰患者的情绪、日常生活（睡眠、社会活动、生活享受等），对疼痛的总体治疗产生负面影响。所以，及时治疗暴发性癌痛非常有必要。患者要告诉医生存在暴发性疼痛，而不要因为暴发痛的持续时间短而忍受疼痛。目前，治疗暴发性癌痛的主要方法为在医生的指导下使用合适补救剂量即控释或速释型阿片类药物，并根据暴发痛的原因合理应用辅助药物等。

242. 治疗癌痛除口服镇痛药外，还有哪些方法？

癌痛的原因多样，性质复杂，所以癌痛的综合治疗也显得很重要。目前，癌痛治疗中应用的方法很多，除口服镇痛药治疗外，还有放射治疗、化学治疗、放射性核素治疗、神经阻滞、脊髓刺激、射频消融、中医中药辅助治疗及心理治疗等方法。

243. 对癌痛患者进行心理治疗有什么意义？

癌痛的顽固和持续存在，使之比其他任何症状更易引起患者的心理和精神障碍、抑郁、焦虑等不良情绪能明显地加重疼痛的感知和体验，所以在控制癌痛的同时引入心理和精神治疗越来越受到人们的关注。心理治疗是通过宣传教育，医生、患者、家属间的交流，让患者获得有关知识，采用转移注意力、放松训练、精神治疗等方法引导患者正确看待身体的感觉和现实，纠正错误认识，改善或重建对现实问题的看法和认识，改变身体对疼痛的反应，增强患者的治疗信心，对有效地控制癌痛起到很好地辅助作用。

（八）中医治疗

244. 中医在肿瘤治疗中有哪些优势？

手术、放疗、化疗在中医看来皆是祛邪的手段，这些治疗方法在最大限度地减少肿瘤负荷、杀灭癌细胞的同时，不可避免地会损伤正气，使患者免疫功能受损、抵抗力下降。中医认为恶性肿瘤属于正虚邪实的疾病，治疗过程中强调整体观念、辨证论治，一方面要“扶正”，一方面要“祛邪”，重在扶正固本，兼以祛邪。虽然中医药直接抗癌作用不显著，但能够减轻放、化疗引起的恶心、呕吐、食欲减退、乏力、白细胞减少、免疫功能下降等不良反应，改善患者症状、提高生存质量。现代中药药理研究发现，许多中药正是通过调节肿瘤患者的机体免疫功能达到抑制肿瘤的目的，特别是补益类及活血类中药。在恶性肿瘤治疗中，中西医各有优势，不能互相替代。

245. 中药有抗癌药物吗？

中医治疗肿瘤的常用药物种类繁多，包括扶正固本、清热凉血、理气解郁、化痰散结、活血化瘀和以毒攻毒等。按照中医传统理论和中药学知识来分析，并没有所谓的专门“抗癌”中药。随着现代中药药理学研究不断深入，逐渐发现一些中药（或中药单体成分）对癌细胞具有一定的杀伤和抑制作用，也就相应地出现了抗癌中药的说法。这类具有抗癌作用的药物，往往被多数人直观地理解为具有杀伤癌细胞的作用，甚至被拿来与化疗药物类比，这种观点并不准确。大家平时所说的抗癌中药，主要是狭义上的抗癌中药，专指以毒攻毒类药物。其实，具有抗癌作用的中药既包括以毒攻毒类药物，也包括扶正固本类药物和各种清热解毒、化痰散结、活血化瘀类药物，这些都属于广义上的抗癌中药。

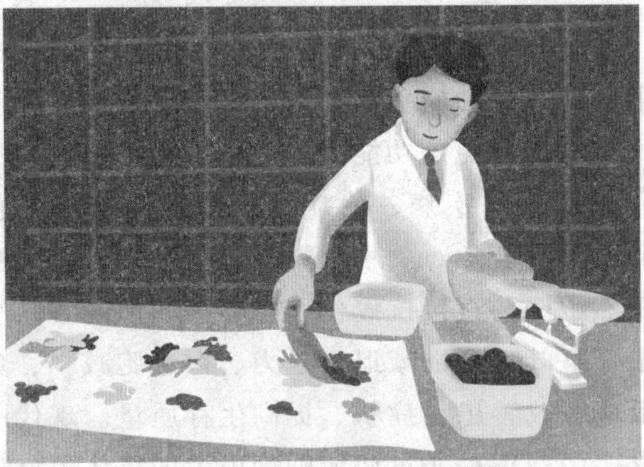

246. 中医药和放、化疗能同时应用吗？

许多患者和家属会有这样的疑问：中医药与放射治疗或化疗药物会不会有冲突？会不会影响放、化疗的效果？它们能同时进行吗？多年来，大量的临床实践告诉我们，中医药与放、化疗之间不会发生冲突，截至目前没有患者因为接受中医药治疗而降低放、化疗效果的确切依据。中医治疗是肿瘤综合治疗中的方法之一，适用于肿瘤患者治疗的各阶段。在不同阶段，中医药发挥着不同的作用。放、化疗期间，西医治疗方法是抗肿瘤治疗的主力军，其治疗本身具有较强的“杀伤力”，不仅能够杀死、抑制肿瘤细胞，对人体正常的细胞也会带来不同程度的损伤，表现为骨髓功能、消化系统、神经系统等方面的不良反应。此时中医治疗处于辅助地位，侧重于为放、化疗“保驾护航”。通过益气扶正、填精养血、调理脾胃等治疗方法，改善或减轻患者乏力、失眠、恶心呕吐、食欲减退、便秘、手足麻木、**骨髓抑制**等不良反应，目的在于使患者的放、化疗得以较顺利进行。所以中医药不是抗肿瘤的主要治疗方法，也不建议过多使用以毒攻毒的抗癌中药。

247. 中药在鼻咽癌治疗中有何作用？

在放疗过程中，中药主要起到扶正的作用，配合放疗使治疗顺利完成。放疗中及放疗后可考虑遵医嘱使用益气养阴、活血化瘀的中药，以减轻放疗反应。

在靶向治疗中出现副作用如皮疹，可在中医医生指导下使用中药洗剂对症治疗。

248. 放射治疗过程中，能吃抗癌中药吗？

放射治疗过程中，不推荐使用抗癌中药。虽然中医在肿瘤治疗中能够发挥作用，但在治疗肿瘤的过程中，仍然不能成为主角，而且中药中有些药物对造血功能的影响较大，在放、化疗期间服用抗癌中药，有可能导致白细胞、血小板减少，从而影响到放射治疗不能正常进行。所以，一般建议在放疗期间，不要服用抗癌的中药。

249. 放疗后可以吃中药吗？

放疗结束后，可在正规中医院就诊，在中医医师指导下合理使用中药。中药更多的优势体现在对整个身体的调理，接受过放、化疗的患者，一般体质较弱，食欲较差，可以服用一些改善食欲、强身健体的调理类药物为宜。

（九）正在探讨的其他治疗

250. 什么是鼻咽癌的诱导化疗+同期放化疗？

局部鼻咽癌可以分成两大类，有一类肿瘤有以下特点：原发肿瘤非常晚，同时颈部淋巴结也比较多，而且大，比如说，最大的淋巴结大于4厘米；或是颈部转移淋巴结大于6厘米；或者转移淋巴结位置低达到了下颈部和锁骨上区。这类肿瘤出现远处转移的机会大（医生称之为远转高危的鼻咽癌），目前同期放化疗+/-辅助化疗的标准治疗方案对这类肿瘤疗效仍不理想。由于诱导化疗被证明有降低远处转移的作用，因此，目前正在开展针对这类患者进行“诱导化疗+同期放化疗”与“同期放化疗+辅助化疗”两种效果的比较。

251. 现在有哪些降低鼻咽癌治疗毒副反应的临床研究？

局部晚期鼻咽癌的临床研究结果显示：含顺铂的同期放化疗+/-辅助化疗与单纯放射治疗比较，提高了生存率。但这个结果产生的前提是放射治疗技术是常规放疗技术，在常规放疗技术条件下，同期放化疗+/-辅助化疗与单纯放疗比较，生存率的提高是通过同期化疗提高肿瘤局部控制率来实现的。同期化疗提高局部控制率，改善生存率是以增加副作用为代价的，**血液学毒性**和放射性黏膜炎的发生率和严重程度明显高于单纯放射治疗。

鼻咽癌对放射治疗敏感，而且局部控制率与肿瘤接受剂量在一定范围内成正比，如果有一种放疗技术，使得正常组织的剂量不增加或减少，而肿瘤组织受到的剂量增加，从理论上讲，即使不增加化疗，也能进一步提高疗效；而且避免了化疗带来的毒副作用。近十年来，新的放射治疗技术——调强放射治疗在鼻咽癌中的应用已经得到普及调强放射治疗技术与常规放射治疗技术相比，对于局部晚期低危组鼻咽癌（肿瘤负荷小，淋巴结转移期别早）患者而言，能够在不增加或者降低正常组织照射剂量的同时，增加肿瘤照射剂量，使得放射治疗单一手段有可能达到同期化放疗的疗效。

基于对局部晚期低危组鼻咽癌患者调强放射治疗的疗效与同期放化疗+/-辅助化疗的疗效相同，而且可以避免同期化疗带来的相关副作用的假设，开展研究：希望在不降低疗效的前提下，尽量减少治疗相关的毒副作用，期望为局部晚期低危组鼻咽癌患者寻找高效低副作用的治疗方案。

252. 分子靶向药物治疗在鼻咽癌治疗中的作用如何？

分子靶向治疗药物是专门针对调控鼻咽癌细胞的生长、转移等过程中起关键作用分子的药物，它们和放射治疗/化疗联合应用，可以提高治疗疗效。目前在临床中应用的分子靶向药物有**表皮生长因子受体**抑制剂。由于调控肿瘤细胞的关键分子很多，会有越来越多的分子靶向药物进入临床研究和应用到临床中来。

253. 我们为什么需要新药?

“有病吃药”这是我们常说的一句话，而且“对症下药”病才有可能治好。但是在癌症治疗的过程中，即使是“对症下药”了，病还不一定能治好。因为，癌细胞太狡猾了，它们适应环境的能力非常强。它们是从患者身体中叛变出来的敌人，会根据曾经杀伤它的各种手段来改变自己，使自己不被再次攻击，这也就是医生常说的“耐药”。

新药就是以前没有用过的药，癌细胞还不认识它们。研究者要不断研制新药来杀死癌细胞，直到把它们从患者的身体中彻底消灭，患者才能得以健康生存。

254. 为什么进行靶点药物的研究?

随着人类对癌症认识的不断深入，目前已经找到了许多办法来对抗肿瘤。抗癌药有的是依据细胞周期杀死它，有的从代谢途径抑制它，有的会阻断肿瘤细胞的信号传导，或阻断癌细胞的营养供给，或者联合使用各种抗癌药来杀灭肿瘤细胞。遗憾的是癌细胞还会产生耐药。近年来，科学家们不断发现在癌细胞生长、扩散过程中出现新的目标点，即靶点。专家们针对这些靶点研制靶向药物，希望这些药物能够准确杀伤癌细胞，随着我们对癌症认识的增长，会有更多新药被研发出来用于治疗肿瘤！

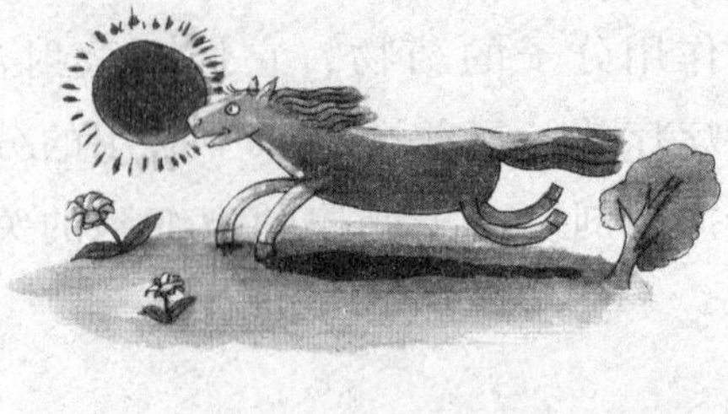

255. 什么是抗肿瘤新药临床试验研究？

对于任何一个药物，我们都要了解最重要的药理学特点：安全性和有效性。了解了这些在临床使用时才有把握。怎么才能了解药物是否安全和有效呢？就必须要通过这个药物的临床试验研究。药物的临床研究项目越多，研究结果越丰富，对我们了解这些药物就越有利。这也就是说，每个药品都是经过“考试”合格后才能够进入临床使用的，因此临床试验研究是每个在市场出售的药品必须经过的一关。

抗肿瘤药物都必须要经肿瘤患者的试用。一个全新的抗肿瘤药需要进行20项左右的临床前研究，在进入人体临床试验之前，要先在动物体内进行各种药物代谢、毒理方面的研究，然后才能在人体上进行Ⅰ~Ⅲ期的临床试验。如果临床研究结果证明该药是安全、有效的药物，它才能进入市场，为其他患者使用。

256. 抗肿瘤新药是怎么研发出来的？

新药的研发需要一个十分复杂的过程，但简单来说可以分成临床前研究和临床研究。临床前研究包括从药物筛选开始到进行各种动物实验，一般要进行药理实验、急性毒性实验、慢性毒性实验、**药代动力学**实验、致畸实验、致癌实验、过敏实验等，能够在动物体内得到的试验数据都会在实施人体试验前完成。这些动物实验不仅在小动物如小鼠、大鼠身上做，还要在大动物身上做，比如犬、猴等。动物实验资料要送到国家食品药品监督管理部门，经过严格的审批后才可能得到进入临床研究的批文。从药物筛选到进入临床研究只有百分之几的成功率，仿制药或改良的药物成功率会高一些，但会受到知识产权方面的限制。

在我国进入临床试验的新药都必须有国家药监部门正式批件，文件号可以通过正常途径查到，临床试验在与患者签署的知情同意书中一般都要注明这个批文号，以证明这项试验的合法性。一个新药需要进行三个期别（Ⅰ、Ⅱ、Ⅲ期）的多项临床研究，这期间一般需要500名以上的患者参与临床试用。

257. 一个新药的研发需要多长时间？为什么？

由于新药的每项临床研究都需要按照试验方案进行，对需要观察和研究的病种或瘤种有严格的入选标准和排除标准，每位患者必须自愿参加试验，这样在试验进行期间就需要很长的时间才能收集到足够的病例数。Ⅰ期和Ⅱ期临床试验分别需要大约2年，Ⅲ期临床试验也需要2~3年，加上每个期别之间还要得到国家药监部门的审批，在顺利的情况下一般需要7~10年才能完成。如果在新药探索期间不顺利，就需要更长的时间。新药在试验的任何一个阶段都有被淘汰的可能性，所以一个新药的诞生就像一个新生儿的孕育和出生一样，需要经过精心的设计和实施，中间如果有任何问题都可能使它不能面市，惨遭淘汰的命运。

258. 如何能够参加新药临床研究？

大家都知道手机、电脑等产品最先进的型号都在实验室里。抗癌新药也是如此，最新的药物都在临床试验中。因此，参加临床研究可以是肿瘤患者、尤其是晚期肿瘤患者的一种有利的选择，特别是对多种治疗手段失败后的癌症患者，参加临床研究可能是更有希望的选择。

参与临床研究最重要的是信息，这些信息可以通过在医院就诊时询问医生、留意贴在走廊上的招募广告、向专门开展新药临床研究的部门了解，也可以通过网络找到这些试验。抗癌新药的临床试验都是和治疗相结合的，试验工作者与自愿参加试验者都要根据试验方案的要求进行双向选择，才能确定。

259. 什么是Ⅰ期临床试验？

Ⅰ期临床试验是检验新药对正常健康人及患者是否有毒性或其他害处的临床试验；包括初步的临床药理学研究、人体安全性评价试验及**药代动力学**试验，为制订给药方案提供依据。人体安全性评价通过耐受性试验来完成，主要目的是初步了解试验药物对人体的安全性情况，观察人体对试验药物的耐受及不良反应。**药代动力学**试验是要了解人体对试验药物的吸收、分布、代谢、消除等情况。

260. 什么是Ⅱ期临床试验？

Ⅱ期临床试验是检验新药是否有疗效的临床试验。其目的是初步评价试验药物对目标**适应证**患者的治疗作用和安全性，也包括为Ⅲ期临床试验研究设计和给药剂量方案的确定提供依据。Ⅱ期临床试验多数需做两组人群对照的试验，即参加试验的人群分为试验药组与对照药组或安慰剂组，两组对照来确定试验药的疗效，但有的Ⅱ期试验也会只设一个试验组，单独看这个药物的疗效，然后把这个疗效与已有的资料进行对比，这样的试验设计所需病例数比较少。

261. 什么是Ⅲ期临床试验？

Ⅲ期临床试验是检验新药的最适剂量、用法、安全性及治疗作用的确定阶段。其目的是进一步验证药物对目标**适应证**患者的治疗作用和安全性，评价患者受益与风险之间的关系，最终为药物注册申请的审查提供充分的依据。

262. 什么是Ⅳ期临床试验？

Ⅳ期临床试验为新药上市后由申请人进行的应用研究阶段。其目的是考察在广泛使用条件下的药物疗效和不良反应、评价在普通或者特殊人群中使用的受益与风险关系等。是在药品说明书指导下用药的临床研究，用以补充Ⅱ、Ⅲ期临床研究中未观察到的不良反应，尤其是在老年人、肝肾功能较差患者、心血管疾病患者等特殊人群用药后可能产生的不良反应，而这些人群在前面的临床研究中都是被排除的。

263. 什么是临床研究中的知情同意？

为了保护受试患者参加临床研究中的权益，使他们了解研究药物的性质及试验的过程，我国和国际上都建立了相应的《新药临床研究质量管理规范》，简称 GCP 规范。要求所有临床研究都必须通过伦理委员会审批，审批的内容包括临床研究方案、知情同意书等。知情同意书是为参加临床研究的受试者（健康志愿者及患者）提供的一份书面文件。参加临床研究之前，研究者（临床医生）会就这份告知书的内容向受试者讲解，其中包括临床研究的内容、背景、新药的作用机制、已经获得的临床研究结果、将要开展的临床研究内容、受试者可能面临的风险、可能得到的受益等，最重要的是受试者必须是自愿参加的，而且随时可以退出，受试者的隐私是得到保护的。受试者可以在医生与他进行知情同意谈话时充分的提问并应得到答案，患者在自愿的情况下签署知情同意书，同时可以保留这份同意书。签署知情同意书后就意味着参与了临床研究。作为受试患者，如果愿意参与临床研究，就应当积极配合医生（研究者），包括及时向医生通报自己的感受、不适，及时到医院就诊，进行各种检查，在家中服药时要认真记录服药情况，填写患者日志，有时还要定时测量血压等。这些内容都是临床研究中需要观察的安全性资料，这些对于评价一个药物的安全性和有效性极为重要。患者在参与临床研究时，也是临床研究的重要成员，他是整个研究组的观察对象，会得到所有研究者的关心和照顾，因此，配合临床研究工作也是受试者的义务，受试者有责任把自己的真实情况告诉医生，以便医生评价，并对他的治疗做出正确的决定。

如果患者的疾病进展了，或者医生认为他已不适合留在研究中，医生会让他终止研究，并且为他提供其他治疗方案，这时受试患者要服从研究医生的决定。还需要注意：在知情同意书中通常有两个联系方式，一个是研究医生的电话，一个是伦理委员会的电话，受试患者有关于研究或医疗方面的问题，可以打电话给研究者，如果有关于受试者权益方面的问题，可以与伦理委员会联系，将会得到相应的解答。

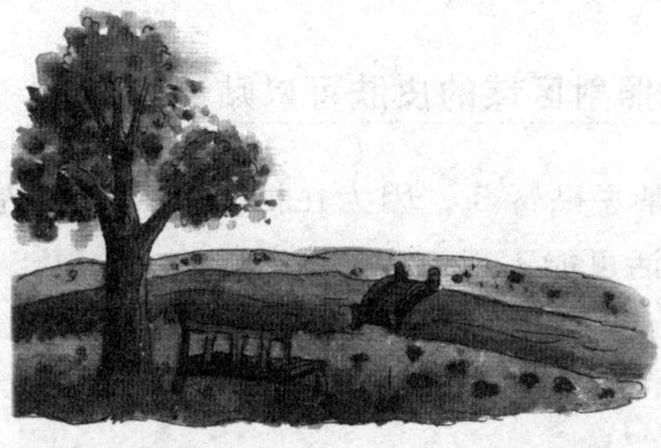

（十）护理

264. 放射治疗有痛苦吗？

放射治疗本身毫无痛楚，每次治疗时间约 10 分钟。在放疗前，治疗技术员会为患者进行治疗摆位，患者要尽量放松。

当治疗摆位确定后，患者会单独留在治疗室内接受放疗。治疗期间，技术人员会在隔壁房间，通过闭路电视仔细观察患者的情况。如有需要（不适症状如憋气、心慌等），患者可以通过对讲机和技术员通话；如果体位固定后讲话不方便，患者可以将腿抬高，或举起手臂等动作引起技术员的注意，技术员会立刻来帮助患者。

265. 患者在放疗期间外出应注意什么？

因照射区皮肤非常敏感，患者在外出时应注意防晒（戴帽子、遮阳伞），尽量避免强烈的阳光暴晒；天气寒冷外出时请注意保暖。放射治疗后照射区域的皮肤会比以前脆弱得多，需要长期特别呵护。

266. 照射区域的皮肤可以贴膏药吗？

照射区域禁忌贴膏药，因为在揭去膏药时会造成局部皮肤的破损，严重的话可能不得不中断放疗。

267. 照射区域的皮肤可以热敷吗？

患者放疗期间，照射区域的皮肤是不能热敷的，因为皮肤的**辐射损伤**表现与灼伤有相似之处，热敷将会加重皮肤的损伤。

268. 颈部放疗的患者能戴围巾吗？

放射治疗区域的皮肤最好是暴露，尽量不围围巾。如果冷天去户外时，可以临时使用，并且要选择非常柔软的、丝滑的围巾，回到室内后就不要再戴围巾了。

269. 照射区域的皮肤可以用手按摩吗？

在治疗期间，颈部等照射区域是不能进行按摩的，这样会加重局部的皮肤反应。治疗结束后按摩也需等照射区域的皮肤完全恢复后，并在医生的指导下进行。在有肿瘤残存的区域是禁止按摩的。

270. 照射区域皮肤会有哪些变化？

放疗期间，照射区皮肤因射线影响会出现一定的放疗反应。其反应程度与照射剂量、照射面积、部位及个体差异等因素有关。一般在放疗开始 2~3 周出现，接受治疗范围的皮肤会变红，情况和晒太阳后反应一样；皮肤出现干燥、发痒、轻微红斑，毛发会有脱落。随放疗继续，症状会逐渐加重，如色素沉着、**干性脱皮**、红斑区皮肤疼痛；部分患者发展为皮肤皱褶处出现湿性脱皮。不过，患者不用担心，在放疗开始前，医生和护士会向患者介绍照射区皮肤保护的相关知识，以避免放疗中出现因护理不当而产生的严重皮肤反应。

271. 如何保护照射区域皮肤?

照射野皮肤要保持清洁干燥，减少物理及化学性的刺激；可用清水温和地清洗；不要用碱性肥皂，更不能按摩和用力揉搓；避免使用酒精、碘酒、胶布及化妆品；避免冷、热敷的刺激。

充分暴露照射部位的皮肤，不要覆盖或包扎，如出现瘙痒，患者不要抓挠，避免人为因素加重反应程度，医生会根据具体情况指导患者用药。

当皮肤出现脱皮或结痂时，请不要撕剥；剃毛发时，使用电动剃须刀，避免造成局部损伤。

272. 患者在放疗期间可以洗澡吗?

如果病情允许，放疗期间是可以洗澡的。但要注意水温不能太热，选用温和无刺激的浴液。照射区皮肤不要用力搓揉，保持

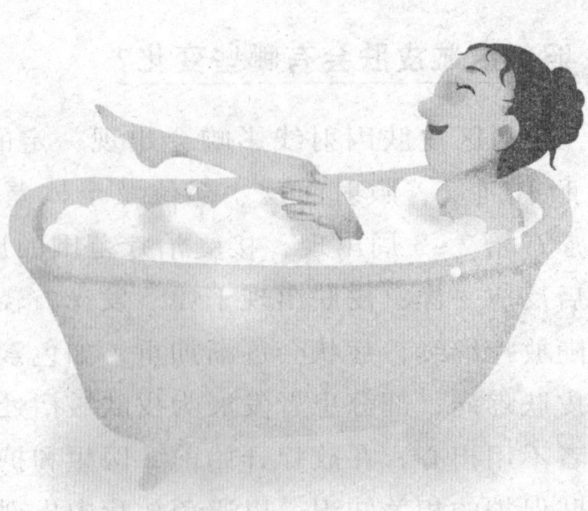

清洁、舒适，维持皮肤完整性。

特别提醒患者注意：医生在放疗定位时，会用皮肤墨水在患者的皮肤上画上标记线，以确保每次放疗定位的准确。所以这个标记非常重要，患者一定不可以擦掉！如果标记变浅或模糊，请及时告诉患者的主管医生，由医生给患者标画清晰，切勿自己尝试描画。

273. 放疗期间口腔黏膜反应有什么表现？

当放疗引起的口腔黏膜反应出现后，患者会感觉口腔干燥、味觉改变，食物咀嚼、吞咽不顺；随照射剂量逐渐增加，有一部分患者会出现口腔溃疡和疼痛。由于唾液分泌少，口腔自洁能力下降，容易发生龋齿及口腔感染。因此，放疗期间对于口腔黏膜的护理主要目标是——维持口腔黏膜完整、清洁、舒适，预防龋齿发生，维持最佳营养状态。

274. 出现口腔黏膜反应后护理上要注意什么？

维持口腔清洁舒适。经常用清水或淡茶水漱口湿润口腔，注意水分补充；保持室内相对湿度；患者在每次进食后要漱口，清除口腔内食物残渣，保持良好的口腔卫生，预防感染和龋齿发生。维持口腔黏膜完整，减少刺激。

患者的饮食宜细软、易咀嚼和吞咽；避免坚硬和刺激性食物；刷牙最好使用细小柔软的牙刷；酒精和烟草会刺激口腔黏膜，应避免饮酒和吸烟。

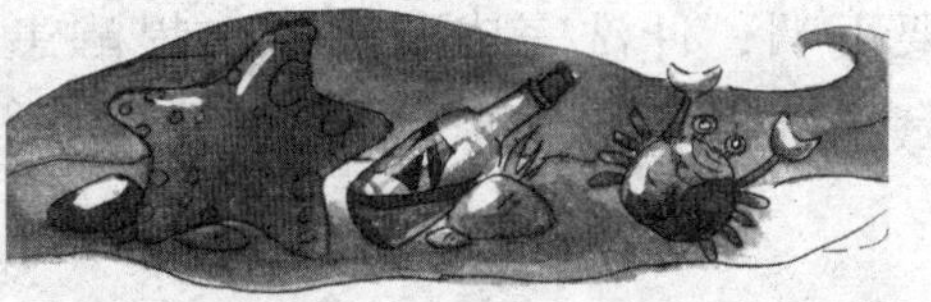

275. 放疗期间口腔疼痛影响进食怎么办？

医生会根据患者的情况，给患者治疗口腔溃疡的药物，从而起到保护口咽黏膜、消炎止痛、促进溃疡愈合的作用；雾化吸入可以使患者的口咽湿润、舒适。

按时服用医生给予的镇痛药。含有止痛效果的漱口水在进食前含漱，可以减轻进食不适症状感觉。放疗结束后口腔反应会逐渐好转。

如果患者口腔反应较重，也不要担心，医生会通过静脉输液给患者补充机体所需的营养和能量。口腔、咽部、颈段食管部位接受放疗的患者，建议尽早采用鼻饲或胃造瘘饮食，以弥补经口进食困难造成的营养不足。

276. 如何做鼻咽冲洗？

患者是否需要做鼻咽冲洗，应听从医生的意见。如确需做鼻咽冲洗，掌握如下方法：

取坐位，头向前倾，不要讲话，张口呼吸，将冲洗鼻头放入一侧鼻孔，水流缓慢流入鼻腔，从对侧鼻孔及口腔流出。

先冲洗较通气的一侧鼻孔，然后同法冲对侧，每日1~2次。

冲洗液：通常使用温盐水或碳酸氢钠溶液（小苏打水）500ml，水温37℃左右。如果鼻腔分泌物多、黏稠，可以用0.5%过氧化氢（双氧水）冲洗；氯霉素眼药水或糜蛋白酶滴鼻腔。

冲洗液不要下咽，冲洗完毕要漱口。提醒患者注意：冲洗时不要水流过猛或水压力太大，以免诱发中耳炎。

277. 放疗期间对服药和饮水有什么建议？

放疗期间应多饮水，每日最好在3000ml以上，有助于体内代谢废物的排出。可以将水果、蔬菜榨汁饮用。进餐及服药前、后，饮少量温水润滑口咽和食管，以免药物或食物黏附在咽部或食管表面。吞咽片剂有困难时，可以将药片研成粉后用水冲服。如果患者正在服用某些药物（包括中药和保健品），请向患者的主管医生汇报，放疗开始后是否需要继续服用，请听从放疗医生的建议。

278. 头颈部放疗患者对头发的长短有要求吗？

如果患者是接受头颈部的放疗，在放疗计划制订前，医生在模拟机下为患者确定好体位，会给患者制作一个专用的体位固定面罩，在以后每次治疗时进行体位固定使用，以保证放疗的准确。所以，这个面罩合适与否非常重要。建议患者在治疗前期的准备时，把头发理成患者喜欢的发型，在整个放射治疗期间，发型上不要做太大的改变，如：女士在放疗前留的是长发，放疗期间剪成短发；或男士在放疗前是短发，放疗期间剃成光头，这样对放疗是不利的。女士在放疗准备时留短发。

279. 放疗会引起脱发吗？

头颈部患者，接受放疗范围内的毛发会有脱落，通常在治疗开始1~2个星期后逐渐出现。因病变部位、采用的照射技术和个体差异，脱发的表现也不尽相同，大部分脱发只是暂时的，患者不用担心，一般治疗结束后毛发会逐渐生长，部分患者也会表现出局部头发不长。

280. 头部放疗患者应该戴帽子吗？

脑瘤或其他头部肿瘤放疗患者，在放疗期间，如不外出，建议不要戴帽子。因为放疗区域的皮肤以暴露为宜，戴帽子特别是戴不透气的化纤材料的帽子可能会使照射区域内的头皮出现“小疹子”，而导致瘙痒。

281. 放疗期间为什么要经常称体重？

头颈部放疗的患者由于疾病本身以及放、化疗反应，而影响进食或进食质量明显下降，首先表现的是患者体重下降。体重下降可能预示着营养摄入不足，有可能导致贫血、低蛋白血症等，直接影响治疗效果；另外，体重下降对治疗的精度也有较大的影响，特别是做调强适形放射治疗的患者，要求的精度非常高，体重下降导致固定效果变差，也会影响治疗效果。所以，如果出现体重下降，应该注意饮食结构，不能只吃素食和淀粉类食物，这样会使营养状况恶化。

282. 放疗期间可以进行体育锻炼吗？

放疗期间患者可以参加体育锻炼。每个人的喜好和身体状况各异，应根据自己的身体条件和爱好进行适当的活动，不建议在治疗期间进行剧烈的运动，否则不利于治疗的顺利完成和身体健康。

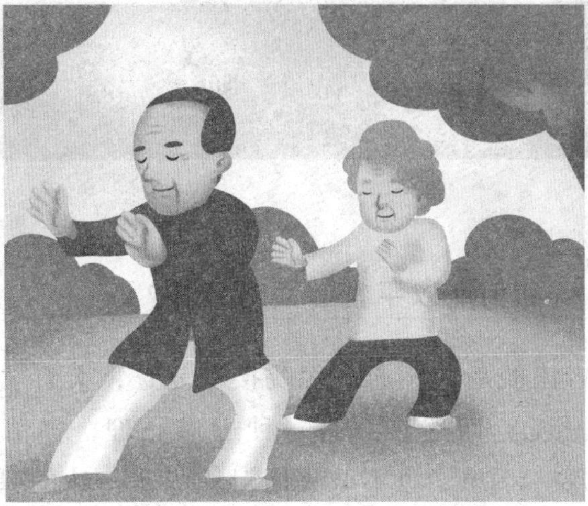

283. 放疗结束了照射区域内皮肤还要保护吗?

放疗引起的皮肤色素沉着不需特殊处理，但是，放疗结束后照射区域内的皮肤还是要进行保护的。放射治疗所引起的皮肤损伤，在放疗结束后会逐渐恢复，但是需要时间；恢复时间的长短根据患者病变的情况、对医生建议的依从性等不同而不同，并且个体差异也较大。一般情况下，在局部皮肤的颜色恢复正常前，都应该注意保护。

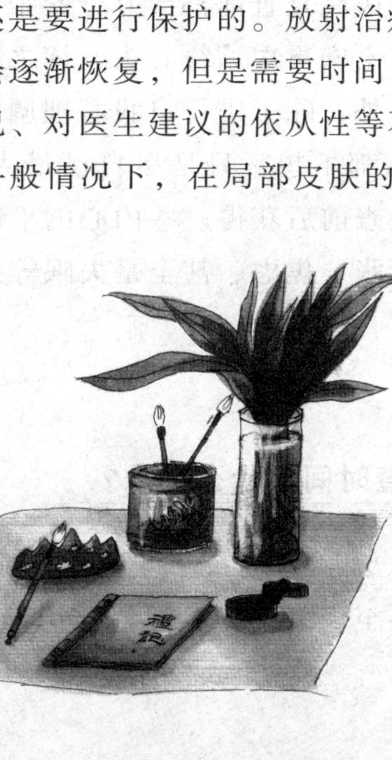

四、复查与预后篇

284. 如何能以平常心面对复查?

有的患者出院后，不愿到医院接受复查，大有“我与癌症一刀两断”的感觉，而这其实是一种逃避心理，害怕疾病的复发与转移，不愿、不想、也不敢去面对，只是一味的躲避。但是不到医院复查，一旦身体出现问题就会错过最佳的治疗时期，失去挽救生命的机会，那将追悔莫及。因此应勇于面对疾病，认识到复查也是今后身体康复必需经过的一个阶段，既然治疗已经有了好的效果，就要善始善终，将复查进行到底。

而复查前后的心理波动，又是很多患者面临的另一大难题。有的患者每当要去医院复查前都会万分紧张与焦虑，害怕真的复发了，那种恐惧与不安再次萦绕心头、挥之不去，直至复查结果显示一切正常。另外，除了进行自我心理调节外，患者还可以尝试放松自己，什么都不想，只是尽自己最大的努力做好当前的事，这样可以在复查前后获得一些内心的平静。如果这些方法都不能缓解患者的紧张、焦虑、甚至是失眠等症状时，应当到正规的心理门诊就诊。

285. 复查时间有什么要求?

鼻咽癌患者经专科治疗后，一般都能获得较满意的效果，很多患者可以康复甚至恢复工作。但治疗后即使身体状况较好者，因体内仍可能有残存的少量癌细胞，条件合适时，还可能“卷土重来”。因此，为防止肿瘤复发，巩固治疗效果，定期复查就显得非常重要。那么，肿瘤患者治疗结束后应多长时间进行复查呢？

鼻咽癌放疗后出现的肿瘤复发或转移，大部分都发生在治疗后头3年，如果及时发现问题，患者仍有机会治愈。所以建议放疗后第一次复查是在结束治疗后1个月，如复查结果显示肿瘤消退满意并且未发现其他器官转移，在治疗结束后的第1~2年：每2~3个月复查一次；第3~5年：每4~6个月复查1次；5年以后每年一次。如果条件允许，复查要伴随终身。

286. 复查内容有什么？

门诊复查主要包括：临床查体，抽血化验，影像扫描及鼻咽镜检查四部分。

临床查体：放疗科专科医生会评价患者疾病治疗效果，并发症是否出现及其处理。

抽血化验：包括EB病毒，甲状腺及垂体功能，肝肾功能，血常规等。

影像扫描：鼻咽颅底部核磁扫描，颈部核磁或CT，颈部浅表淋巴结及腹部超声、胸片、骨扫描等。

鼻咽镜：纤维鼻咽镜或间接鼻咽镜。

如果复查鼻咽部或其他部位有可疑肿物，必要时需进一步行肿块活检病理分析。

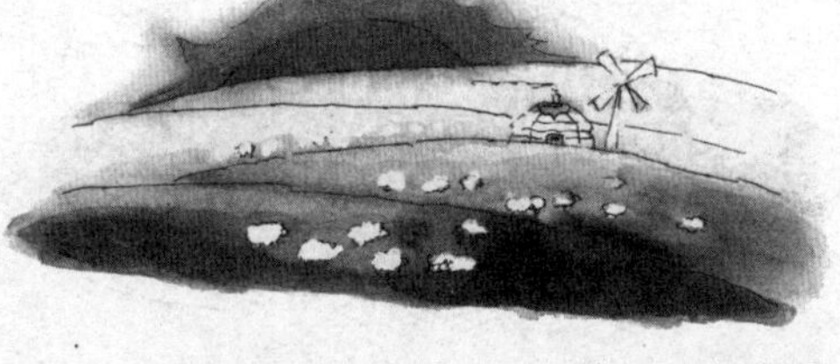

287. 门诊复查患者需注意什么？

复查需到肿瘤专科医院进行。就诊前需携带肿瘤治疗前后的影像诊断检查资料，便于与复查时的检查结果相比较。就诊期间需将治疗后症状改善及新出现身体异常等情况告知门诊复查医生，有助于医生做出及时准确判断。全面复查资料完整后，需向复查医生了解有无进一步治疗及注意事项。

288. 复查为什么要查甲状腺功能？

甲状腺是人体最大的内分泌腺体，位于颈部。其分泌的甲状腺激素在人体生长、发育、代谢各个方面，起着十分重要的作用。鼻咽癌放疗后有大约20%的患者，会出现甲状腺功能减退症状，是放疗后经常出现但却易被忽视的并发症。表现为畏寒、乏力、食欲下降、嗜睡、体重增加、皮肤粗糙、水肿、月经过多等。这主要是因为中枢和外周两方面因素引起的：鼻咽从解剖部位上毗邻下丘脑和垂体，放疗照射部分影响下丘脑-垂体轴的功能，进而影响其支配的甲状腺分泌功能；另一方面，鼻咽癌照射颈部淋巴引流区时，部分甲状腺不可避免在**照射野**内。

甲减的临床症状因为缺乏特异性，诊断主要靠实验室抽血检查甲状腺功能才能确诊。为了更好的改善放疗后患者的生活质量，复查时建议常规复查甲状腺功能，做到早诊早治。同时开展适形调强等精确放疗，有望进一步减少放疗对垂体、甲状腺腺体的损伤，降低甲低的发生。

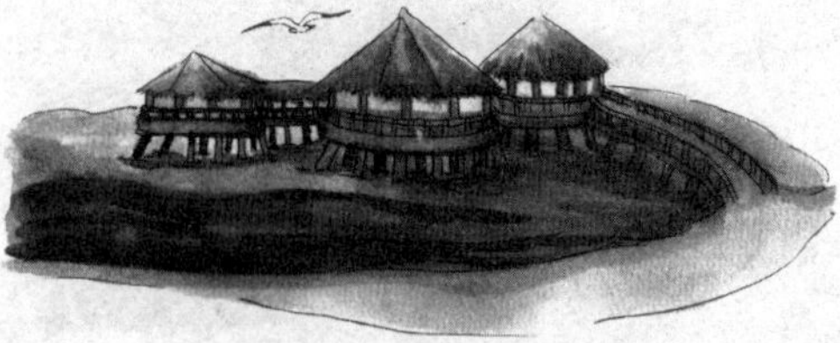

289. 鼻咽癌患者放疗后出现什么症状应立即复查？

治疗后已消失的症状重新出现：如重新出现经常性涕中带血、耳鸣，出现视物重影、视力下降、面部麻木等。进行性加重的骨骼疼痛或上下肢活动肌力下降。上腹痛，肝区不适。无诱因持续发热、咳嗽、痰中带血、呼吸困难等。出现以上症状，建议尽快到医院就诊，通过进一步检查，明确有无肿瘤局部复发或肝脏、肺部、骨等远处转移，及时给予进一步治疗。

290. 鼻咽癌患者放疗后在家期间应注意哪些问题？

（1）保护照射区域内的皮肤。禁用刺激性皮肤清洁剂，尽量避免暴晒；禁止抓挠，热敷等物理刺激，皮肤有破损请及时就诊，防止感染。

（2）保持口腔卫生。进食后要漱口；每日最少刷牙2~3次，并使用含氟、钙牙膏；每年最好洁齿1~2次；三年之内最好不拔牙，如必须拔牙，应向牙科医生说明放疗史，并在拔牙前后各使用3~5天抗生素；有口腔感染时，需及时就诊。

（3）注意鼻腔鼻咽腔护理。保持鼻腔和鼻咽腔清洁（可用眼药水局部消炎，定期使用鼻咽冲洗器冲洗鼻咽腔）、湿润（干燥季节可使用加湿器，必要时可在医生指导下使用薄荷滴鼻剂等滋润剂）。保持房间湿润，经常通风，避免感冒及中耳炎。

（4）坚持功能锻炼。张口训练可在医生指导下进行，通过持续性和爆发性张口锻炼，减轻放疗后部分患者张口困难的情况。颈部运动。点头及摇头锻炼，幅度不宜过大。以上功能锻炼需持之以恒。

（5）均衡饮食。高蛋白、高纤维素、高维生素、低脂肪均衡健康饮食，饮食无特殊禁忌。建议戒烟，少饮酒。

（6）注意工作生活合理安排。如果病情稳定，可在休息一段时间后进行正常工作，但注意不能过于劳累。可做适宜，适量的运动，体育锻炼强度不宜过大。正常的性生活不会对疾病造成不利的影响。避免熬夜等不良习惯，保持良好的心情和体力。

（7）定期复查。2 年内 3 个月复查一次，3~5 年每半年复查一次，5 年以后每一年复查一次。如有需要，可随时就诊。

（8）注意自查。放疗急性反应过去后，可自查是否有颈部肿块，是否有骨固定点压痛（呈进行性加重），如果有异常表现，建议及时就诊。

291. 出现浑身酸痛应注意什么？

患者在家期间如出现肢体或颈肩背部持续酸痛，需注意以下几点：①是否疼痛症状持续存在？②是否伴发上肢或下肢活动无力，麻木？③是否有固定的部位，用手压迫后疼痛症状加重？④排大小便是否有困难？如出现以上情况，需到肿瘤医院进一步排查有无骨转移的出现。

292. 鼻咽癌患者放疗后脸肿了，下巴下面怎么多出一块肉来，是怎么回事？

鼻咽癌根治量放疗后 1~2 个月常有面颈部，下颌区肿胀，可伴有轻度咽喉部水肿改变，患者发现突然下巴下面多出一块肉，这是因为颈部软组织受到射线照射后，淋巴回流不畅，而且下巴下（颏下区）软组织疏松，导致淋巴液容易聚集在下巴内，形成双下巴或者水囊样改变。一般不需处理，几个月后会逐渐消退。若水肿较重或伴不适症状，可在医生指导下间断使用消水肿药物或活血化瘀药物，减轻症状。

293. 放疗后有坏牙可以拔除吗？

放疗后口腔唾液腺分泌功能减弱，分泌唾液量减少，黏稠，口腔微环境发生改变，便于细菌繁殖。加上放射对牙槽骨及其供血血管的损伤，可导致放射性龋齿发生。如果治疗前口腔卫生差，坏牙未做好处理，放疗中口腔清洁处理不够认真，营养支持差，放疗后经常出现口腔感染，都会增加龋齿发生机会，严重可能出现牙齿根冠断裂。放疗后出现坏牙，建议向专业牙科医生告知以前做过放疗，谨慎分批拔出患齿，拔牙前应常规抗炎3～7天，拔牙中、拔牙后注意抗炎治疗，漱口水配合使用。

294. 怎样护理牙齿？

放疗前要认真进行口腔处理，口腔科医生结合颌骨曲面断层像等相应检查，将可能引起颌骨炎性病变的龋齿、残根等在治疗前去除，去除发生严重颌骨炎的隐患。放疗中及放疗后要认真刷牙，三餐后及时漱口，并选择含氟牙膏，配合小头细软刷头的牙刷轻柔仔细清洁牙齿，建议使用牙线，至少每半年左右洁齿一次。避免咀嚼过硬食物或硬物损伤牙齿。如出现牙周疾病或需拔牙，需向牙科医生告知放疗病史。

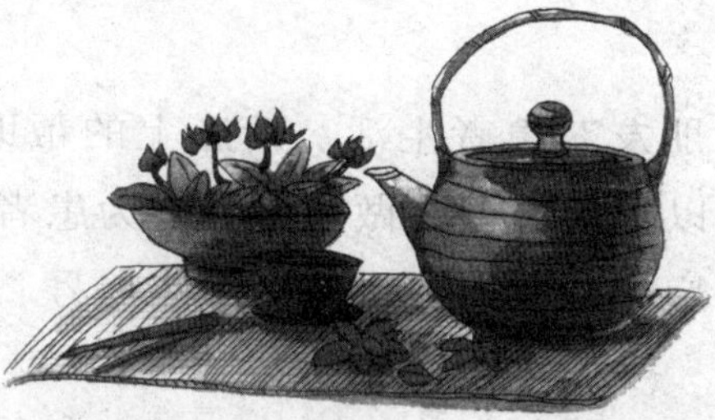

295. 为什么有时耳朵内会有水流出？

放射鼻咽部肿瘤时部分射线照射到耳道，有的患者出现耳道黏膜湿性反应或中耳积液，表现为睡觉后发现耳朵内出现清亮液体，这时需注意避免外来脏水脏物污染耳道，继发化脓性中耳炎，必要时予抗菌药物滴耳剂局部滴用，如出现明显耳鸣耳痛、发烧，就需全身抗炎治疗，防止感染加重。

296. 肿瘤复发了怎么办？

恶性肿瘤（癌症）是一种慢性疾病，复发的原因有很多，除了肿瘤，患者可以控制和调整的是自己的心态和情绪。逃避、恐惧只能是暂时的，没任何帮助。在发现肿瘤复发、转移时，悲观、失望等负面的情绪，反而会对疾病的**预后**十分不利，吃不好、睡不着，精神状态不好，身体状况差，抵抗力下降，都会导致恶性循环。复发、转移不等于死亡，采取积极的态度，把有限的精力集中在积极解决现有的问题上，继续与肿瘤作斗争，往往会得到意想不到的效果。

（1）建立良好的医患关系。相互信任、相互尊重可以增强医患共同抗癌的信心。信任医生能为患者制订最佳的治疗方案。随着新药、新的治疗方法的出现，部分复发转移的患者是可以治愈的，战胜癌症需要患者配合医生的治疗，更需要坚持不懈的毅力。

（2）家人、朋友对患者生活、情感上的帮助与支持很重要。生活上，他们可以护理患者、做家务等，为患者提供无微不至的照顾。在门诊看病时，家属可以帮助排队挂号、预约检查，住院期间负责患者的衣食住行，办理住院、出院手续，与医务人员沟通，协助患者做一些决定。比如对一些检查、治疗方案，难以做选择时，家属、朋友是最好的参谋。情感上，家属、朋友可以帮患者分忧解愁，为患者打气，给予鼓励，树立信心，与患者共渡难关。患者内心的担忧、疑虑，可以向家人、朋友诉说。

（3）如果患者心情持续不好，心理压力大，要及时向心理医生寻求帮助。很多人都认为看心理医生就是得了精神病，顾虑重重，其实，心理医生可以为患者打开心结，消除或减轻负面情绪，释放心理压力，有助于提高治疗效果。

（4）转移注意力，做力所能及的事。知道复发或是转移后，患者之前建立的信心，可能会被摧垮。这个时候，要尽快调整，重新建立目标，重新燃起斗志。切忌独自在家冥思苦想的琢磨，有些患者选择出去旅游、在家里做家务、把自己的抗癌心路记录下来等。

（5）养成良好的生活习惯。适当锻炼、合理饮食、规律作息。保持良好的身心状态，为新的治疗做准备。

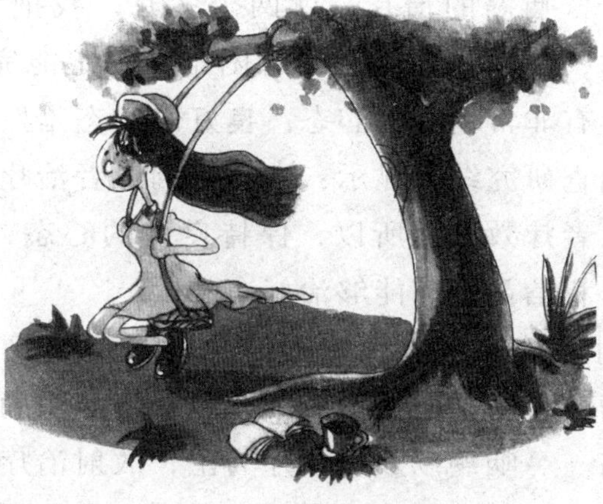

五、心理调节篇

297. 我是家里的顶梁柱，得了鼻咽癌怎么办啊?!

鼻咽癌的发病年龄最常见的是在40~50岁年龄段，这个年龄段的人正是风华正茂，家庭事业都离不开的时候，上有老，下有小，家里是主心骨，顶梁柱，单位还是骨干力量，方方面面都离不开，处于非常重要的人生阶段。不幸的是，确诊为鼻咽癌，忽然间天都塌下来的，眼前一片茫然，不知所措，会有很多个怎么办在问自己。

在这个时候，一定要发挥患者在这个年龄段的优势：有比较丰富的人生阅历，经历过很多挫折和锻炼。要做到：

(1) 很快冷静下来，放下手中所有的工作，勇敢地面对现实，勇敢地接受挑战，就把肿瘤当成人生中的一个挑战。我的一位病友说："鼻咽癌的治疗，就两个多月，我把它当成一个项目，一项工作，一个难题，尽管有困难，一定能完成。"我觉得她说得很好，有非常良好的心态。良好的心态是好的治疗效果的保证。有个调查研究结果显示：心态好的患者治疗效果比那些焦虑、紧张的患者疗效好。所以，保持良好的心态，勇敢地面对，不畏惧肿瘤，相信鼻咽癌能够治好。

(2) 及时正确就医。患有肿瘤，最好到肿瘤专科医院就诊和治疗，肿瘤专科医院分工比较细，专业方向明确，治疗技术和水平相对较高。鼻咽癌以放射治疗为主，放射治疗设备一般在大型的医院才有。放射治疗除非特别晚期的患者可能没有机会做放疗外，均需要接受放射治疗。如果有谁说，鼻咽癌吃点药，打打化疗就能治好，千万不要相信。尤其不要相信祖传秘方，而受江湖骗子、游医的骗。

（3）给家人树立榜样。有些患者是家里的顶梁柱，有的还是孩子，正在成长过程中。患了肿瘤，对整个家庭都会有影响，因为无法回避，所以敢于直面，勇敢接受挑战，在孩子面前树立开朗，积极，向上，勇于克服困难的人生态度，也不失为这场灾难带来的积极影响。

298. 我的亲人得了鼻咽癌，我该怎么办？

患鼻咽癌的年龄范围很广，我们的医疗纪录里，最小的只有8岁，最大的80多岁。他们中可能是某人的孩子，某人的老公、妻子、父母等等，周围都有亲人。一个人患病了，都会牵动他的亲人。

一个人的亲人患病了，作为他的至亲，一定也会很着急，也会有茫然失措的时候，有时候甚至会希望自己得病，也不愿亲人得病。这种心态随处可见，这也正是人间亲情和人性光辉的所在。

作为患者的亲属，我该怎么办？

（1）带患者去正确的地方诊治。现代信息发达，人员交流广泛，可以通过很多途径获得正确的治疗信息，千万要到正规的医院就诊，不要相信小广告等。

（2）帮助患者树立战胜疾病的信心。目前鼻咽癌治疗效果好，放射治疗技术先进，治疗的副作用小，治疗后生活质量高，有时候就和健康人一样。很多小孩得病了，治愈后还考上了大学。很多患者治疗后存活了很多很多年。鼓励患者，勇敢面对困难，保持积极开朗的心态。

（3）构建温馨的家庭氛围，让患者充分感受到亲情的温暖。在他最需要家人的时候，家人总是能够出现在他周围，给他关怀，给他鼓励。

（4）学会成为营养师，保证患者的营养供应。鼻咽癌治疗时间长，治疗过程中会出现黏膜炎、口腔疼痛、影响进食，放化疗还会使患者食欲下降，导致营养供应不足。营养供应不足，体重下降，治疗位置会发生改变，最终会影响放射治疗的疗效。因此，治疗过程中，保证患者的营养非常重要，作为家属和亲人，要想方设法为患者提供他喜欢的食物以及高蛋白、易消化吸收的食物，并督促和鼓励患者进食。有胃造瘘管的患者，家属要每日多次通过胃管提供食物，学会护理胃造瘘管，以免出现胃造瘘管脱出和堵塞。

299. 怎样调节患者和家属的心情以使其正确面对癌症？

由于传统观念将癌症等同于不治之症，人们谈癌色变，所以一旦通过检查怀疑患了鼻咽癌，很多患者及家属都会出现焦虑、恐惧、抑郁等不良的情绪。如果没能很好疏导这些负面情绪，既不利于疾病诊治过程的顺利进行，更会影响患者疾病康复后回归正常的社会生活。据估计，20%～25%癌症患者有长期抑郁，症状包括：失眠，丧失生活兴趣，焦虑，激惹，无原因躯体症状加重等。这就需要在诊疗过程中患者和家属尽可能调节好心态。首先，在治疗前，患者及家属一定要树立战胜病魔的信心，因为大多数鼻咽癌患者是可以通过现代的医学技术治愈的，即使疾病已是中晚期，已出现淋巴结转移等情况，仍有许多彻底治愈的病例。其次，在治疗前，可以向医生详细了解诊治过程的安排，治疗中可能出现的不适反应以及可以应对的方法，对治疗做到心中有数，可打消一些不必要的一些顾虑。治疗中，一旦出现与治疗相关的不适症状，除了给予药物等对症治疗外，来自于社会、家庭、朋友的支持鼓励，可让癌症患者认识到他们并非独自一人，增强其治疗信心。另外适当的户外活动，放松身心的冥想，聆听喜爱的音乐等都可转移患者对疾病的过度“聚焦”，正确面对癌症。

300. 是否应该告诉恶性肿瘤患者病情？知道病情后患者情绪通常如何变化？

大多数患者得知病情后一般会经历否认期—绝望期—接受期等情绪变化的过程。当得知病情后首先进入否认期，表现为震惊、麻木、否认，对危机表现出一定的情感距离，而不是深陷痛苦之中。但数天之后进入绝望期，表现为明显的痛苦、焦虑、忧郁甚至愤怒。但随着时间的推移患者会逐渐进入接受期，表现出对疾病的适应性，特别是随着治疗的开始，在其他人的帮助下，很快能与医护人员很好配合治疗，焦虑、抑郁程度明显减轻。不知道自己病情的患者在忍受疾病的打击和接受治疗感到痛苦时，如果得不到周围环境正确的引导和帮助，随着病情的进展，很难走出绝望期，会表现出明显的消极应对行为，焦虑、抑郁程度不断加重，对未来充满迷惑与绝望，甚至可能采取一些悲观绝望的应对方式。

所以，尽管患者知情后会有一些负面心理活动，但在正确引导下会很快度过这段心理活动期，转而积极应对疾病。通过告诉患者癌症是可以治疗的，帮助其正确认识疾病，了解当前的医疗水平和发展趋势，积极开导患者，提供患者之间交流机会……这些都会消除患者的不确定感，从而促进适应性反应，可使其焦虑、抑郁的程度明显减轻。而对患者隐瞒病情的消极结果会随着时间而逐渐加重，不利于患者的治疗。

301. 家属应怎样照顾患者？

鼻咽癌患者当疾病诊断得到证实，其本人及家属就要面对身体、心理巨大的双重考验。这时需要患者家属在精神、物质、行动多方面给予患者无微不至的关怀。①鼓励患者勇于面对疾病，帮助患者消除悲观情绪；②协助患者完善治疗前相关检查，配合医生共同制订最佳治疗方案；③根据治疗需要，给患者提供健康均衡治疗饮食，保障患者的营养支持；④创造温馨和谐的家庭氛围；⑤通过与社会，单位的沟通，使患者感受到来自亲人朋友，单位同事的关怀支持，尽可能减轻患者治疗带来的经济压力；无后顾之忧的积极治疗；⑥敦促患者治疗后的定期复查，并按医嘱进行必要的功能锻炼。

302. 我的病会传给家里人或身边人吗？

鼻咽癌是不具有传染性的，不必担心患病后会传染给身边密切接触的人或配偶、子女等。

303. 鼻咽癌患者能结婚吗？

对于一位患有鼻咽癌的中青年患者来说，婚姻是一个需要面对的十分重要而现实的问题。和谐的家庭，伴侣、亲人的强大支持对患者战胜疾病有着不可忽视的作用。但是无论是男性患者还是女性患者，一经被确诊为患了恶性肿瘤，且还没有得到彻底治愈的时候，从疾病治疗角度看，治疗期间最好不要考虑结婚的问题。鼻咽癌放化疗期间，需要患者在体力、精神上保持较好状态去迎接大强度的治疗，在这个期间应集中精力，积极治疗疾病，结婚烦琐的准备工作势必影响患者的休息及体力的恢复。建议在婚前应向对方讲明自己所患的疾病，这样对自己今后家庭的生活美满、和谐是有好处的，也有益于患者今后的进一步康复。

304. 我能要小孩吗?

许多恶性肿瘤的发生与遗传有着密切的关系，而且有些恶性肿瘤遗传机率很高，当有了子女以后，患者的子女要比其他健康人生育的子女更容易患恶性肿瘤。就目前所了解到的如神经母细胞瘤、肾母细胞瘤、视网膜细胞瘤等遗传因素非常明显，这类肿瘤被称为遗传型肿瘤；像胃癌、食管癌、肝癌、鼻咽癌等被认为与遗传有一定的关系。所以对患有恶性肿瘤的男性或女性，要从优生学的角度来考虑生育问题。首先治疗期间，建议男女患者避孕，若是在怀孕期间发现得了癌症，一般应进行人工流产或引产以终止妊娠，进行治疗，因为治疗肿瘤的放化疗，对胚胎及生殖细胞具有一定程度的致畸性。放射和化疗结束后3~5年，定期复查疾病稳定，无肿瘤复发，可在生育专家指导下考虑生育问题。

305. 得了癌症还能不能上班?

癌症已非“绝症”，癌症患者经积极治疗后，上班工作完全有可能。然而多久上班则要因人因病而异，因社会、家庭环境条件而异。癌症患者都很愿意能早日康复，从工作中获得愉快和欣慰。

癌症患者参与到社会活动后，精神上往往会产生更多的信心和力量，注意力也会转移，对疾病进一步康复有好处。作为癌症患者的家属，应根据患者的具体情况，协助患者恢复部分或全部家庭和社会工作，切勿过多地包办。

作为患者本人，要树立生活的信心，根据自身的具体情况，先从起居做起，适当参加娱乐活动和体育锻炼，培养生活情趣，逐渐恢复病前工作。早期患者，即肿瘤无转移者，经手术治疗后，如不需化疗和放疗，半年后可考虑半日工作或从事较轻松的工作。

若要进行化疗和放疗，则需治疗结束后半年至 1 年方可考虑工作。中期患者经手术治疗后，化疗一般仍要 6~8 个疗程，短至半年，长至 2 年。放疗则短些，同样需要在治疗结束半年至 1 年后根据病情，方可考虑从事较轻松的工作。在康复过程中要根据自身的体力、精神来安排适当的工作，最好先从事较轻松的工作半日适应一下，但是在化疗或放疗期间去工作是不可以的。

晚期患者一般病情较重，多数人难以再工作了。但目前放疗化疗相结合的综合治疗，癌症取得了较显著的疗效，一些晚期患者不但生存期延长，生存质量亦非常不错。带瘤生存的患者要在医生的严密观察下，可以做一些力所能及的轻松工作，但每天工作的时间要远远少于 8 小时。

癌症患者经治疗后表面上常与普通人无异，但是在一定程度上体内癌细胞还是受生长环境的影响，不可过于操劳，以免癌症的复发。癌症患者一般都知道要避免体力劳动，但他们常常忽视脑力劳动带来的负面影响。其实脑力劳动所消耗的能量绝不低，特别是一些创造性的脑力工作。建议患者从轻松工作做起，适应 1~2 年，再逐步增加工作量。癌症患者在工作的同时，也要坚持回医院做好复查工作。

306. 如何保持积极乐观的心态？

即使内心很坚强的人，在面对突如其来的疾病时，都不可避免的会出现心理的波动，无论是在确诊疾病时的怀疑与恐惧，还是在治疗和康复中的困惑与无助，这些都是正常的心理过程。但不良情绪的郁结不散，会严重影响身体的康复。因此，我们需要有意识的进行自我心理调节，来改善内心的痛苦。适当地进行自我宣泄，患者可以向家人、朋友、医护人员诉说，大家都会理解，帮助共同分担。而不应该将不良情绪埋在心底，自己忍受。患者要坚定战胜疾病的信念，并且不断暗示自己与其他人一样是个“健康人”，进行自我鼓励；通过深呼吸、冥想、听舒缓音乐等方式来放松自我的心情，感受宁静与平和；在身体允许的情况下，选择自己喜欢的文体娱乐，如太极、瑜伽、跳舞、读书、旅游等，适度的锻炼是缓解心情的好方法，往往会收到意想不到的效果。以“过好每一天”的态度来应对疾病，努力让自己活在当下，既不后悔昨日，也不预测明天，坚强、愉悦地过好每一天。积极、乐观、向上的心态，将是战胜病魔最有力的武器！

307. 如何应对失眠？

由于患肿瘤后的心理负担、经济压力、疾病的症状、睡眠习惯的改变和治疗的副作用，或者住院后环境改变等因素，常导致失眠。失眠发生后，又常常导致体力、精力消耗，心理痛苦加剧，生活质量降低，影响患者对放化疗的配合。目前对于治疗失眠存在着一些误解，患者、家属往往过度关注药物的副作用，夸大了睡眠药物的依赖性，从而对失眠关注不足。针对不同失眠情况，应采取不同的措施。

（1）做好睡觉前的工作。睡觉前的准备应因人而异，对于疼痛的患者给予镇痛剂，对于恶心、呕吐患者给予止吐药，对于睡前有特殊嗜好的病人，如服牛奶，喝饮料，应给予满足，有条件者可以做身体按摩。

（2）住院患者很常见的失眠情况是睡倒了，就是白天输液时睡觉，晚上睡不着，这种情况下首先要建立健康的睡眠习惯。

（3）**一过性失眠**（不是一贯失眠）的患者，一旦导致失眠的原因消除，症状即可缓解或消失，这种情况下，不需要用药物治疗；或者在医生的指导下服用小剂量快速排泄的安眠药一到两天，就可以解决了。

（4）短期失眠的患者，可通过心理治疗，解除紧张因素，改进适应能力。避免白天小睡，不饮用含咖啡因的饮料，睡前散步或饮用适量的温牛奶等对改善睡眠都有帮助。也可以在医生的指导下短期服用安眠药物。

（5）慢性失眠的患者，应咨询相关的专家，通过专门的神经、精神和心理等方面的评估、进行调整解决问题。

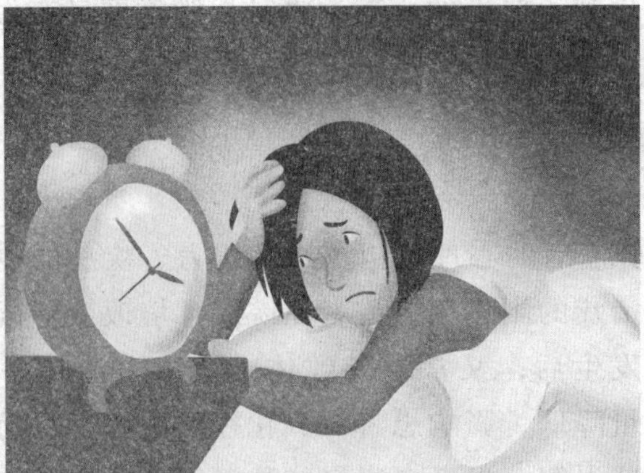

308. 患者怎么克服对死亡的恐惧?

其实，癌症不过是一种慢性病，只是病情较为严重罢了。带瘤生存数年、数十年的人不在少数，恢复痊愈的也有。癌症的治愈，除了医生和药物外，更主要的是要靠自身的抵抗力、免疫力和自愈力。如果一听是癌症就忧心忡忡，恐惧死亡，反而会影响自身的免疫力，甚至加重病情。如果安然处之，放下心来，保持精神生命和自然生命良性互动，病情反而会减轻，恢复和治愈的可能性会更大。首先自己要有希望，才会有希望痊愈。

退一万步说，人生自古谁无死？一位哲学家说得好：每个人都是“不按自己的意愿而生，又违背自己的意愿而死”。生命有始有终，有出生，就有死亡，生命的周期不可逾越，每个人都要走完自己的人生。生命的最后一程怎么走完，往往也是身不由己。不如我们顺其自然，放松下来。有一位患者，她得知自己患了癌症之后，还活跃在大学的讲坛上。她战胜了自己，坦然面对，在课堂上向她的学生告别，发表了一篇“变暗淡为辉煌”的留世之作，人人敬仰。还有一位患者，几次病危，几次住进重症监护室。他的朋友们干脆就在这个时候把挽联和悼词先念给他听了。活着的时候，就看见自己的“盖棺定论”，也是人生一件幸事。而且，生命达到了一种超然的境界，这是生命的一种智慧。是的，生命的最后一程，既然人人不可避免，又为什么要恐惧呢？何不走得平和点儿？何不走得潇洒些？何不走得有尊严呢。

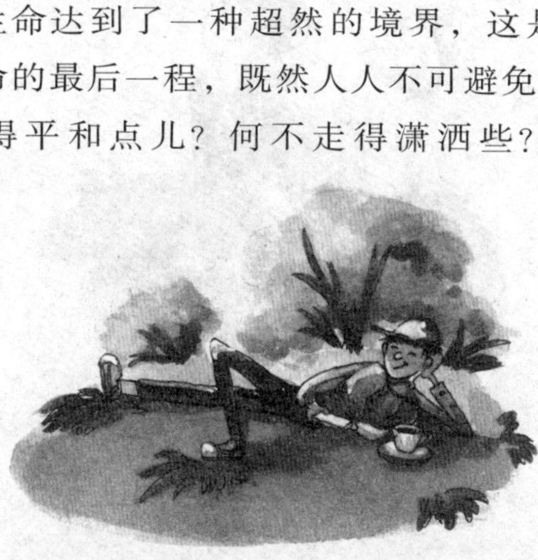

309. 患者如何能尽快回归家庭、回归社会？

在经过一段时间的治疗后，疾病或是治愈，或是进入到一个稳定的状态，患者就会面临下一个问题，即如何将“患者”这个角色顺利转变回“爱人”、“父母”、“子女”、“同事”等角色。患者可能会闷在家里怕见人，也怕跟人聊有关疾病的话题，别人太关心会觉得是可怜自己，不关心又会认为别人冷漠。而这种固守自封的状态会让患者越发孤独，甚至还会增加恐惧感，这对康复是大大不利的。患者应该试着去敞开心扉，首先从与伴侣、亲人、朋友倾谈开始，对亲朋好友说出心中的希望与恐惧，这种沟通能够获得理解与支持，帮助他人回归到家庭爱的怀抱中。接下来，患者应该主动走进社会，参加一些团体活动，如病友俱乐部、兴趣爱好俱乐部等，其中抗癌明星的榜样作用、与病友间的沟通与交流、丰富的文体活动等这些社会支持都会减少他人的孤独与恐惧感。再加上自我心理调节，患者就可以逐步拥有积极、向上、乐观的生活态度，回归到正常的生活中去。

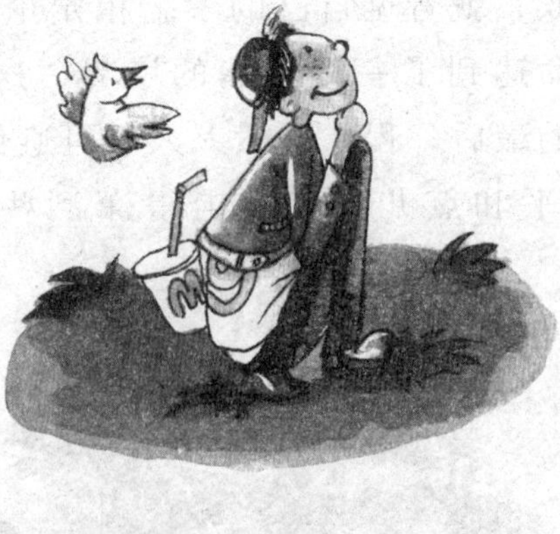

六、预防与体检篇

310. 鼻咽癌可以预防吗?

很多人认为癌症纯粹是由于基因、运气不好或者命运所致。但是，科学研究告诉我们，癌症其实是基因、环境和生活方式综合作用于人体的结果，估计1/3的癌症可以通过改变生活方式进行预防。虽然医学的进步有助于更好地治疗癌症患者，但是多数患者并不能完全治愈，只能改善生存质量和控制病情，延缓生命，因此控制癌症最有效的方式是预防癌症的发生。近年来由于饮食因素（咸鱼和烟熏菜食用减少）的改变，在我国香港和台湾等发达地区鼻咽癌发生率均有下降趋势。

311. 怎样早发现鼻咽癌?

如果出生成长在鼻咽癌高发区，比如说广东、广西、福建、湖南、江西等高发区，或者患者的亲属，家人有人得过鼻咽癌或者其他肿瘤，一个人发现颈部长了包块，有鼻涕带血、耳闷等症状，应该引起警惕，到医院检查，排除鼻咽癌的可能。

也可以进行**筛查**：鼻咽癌患者血清中含有EB病毒VCA/IgA、EA/IgA、EA/IgG和抑制DNA酶活性抗体（EDAb），且抗体滴度与病情发展呈正相关。EB病毒**筛查**在鼻咽癌高发区有助于发现早期鼻咽癌。

基层医生发现的可疑病例，应及时转往上级医院确诊，可减少漏诊及误诊，提高早诊率。

312. 常用早期诊断鼻咽癌的方法有哪些?

①对鼻咽癌可疑患者首先询问病史及肿瘤家族史。注意有无鼻咽癌的那些**高危因素**；②间接鼻咽镜检查，其操作较简单、快捷、经济；③颈部淋巴结**触诊**，鼻咽癌的颈淋巴结转移率很高，初诊时约70%的患者有颈部淋巴结肿大，且出现较早，可发生在耳鼻症状出现之前；④纤维鼻咽镜检查。⑤影像学检查，如CT及MRI检查，尤其是MRI检查，对判断鼻咽肿瘤的侵犯范围非常有用；但此项检查目前尚不能作为**筛查**手段；⑥鼻咽活体组织检查，在鼻咽镜发现鼻咽有可疑病灶或肿瘤，应做鼻咽**活检**；对于颈部淋巴结肿大而怀疑鼻咽癌时，可在鼻咽肿瘤高发部位进行**活检**，以获得病理诊断。

313. 什么情况下提示可能患鼻咽癌了?

出现下列临床症状的患者，提示可能患鼻咽癌了：①间断或持续性的鼻塞、涕血或回吸涕血；②耳鸣、听力减退；③头痛；④面部麻木或复视；⑤颈部淋巴结肿大等。对于鼻咽癌家族成员患鼻咽癌的危险性较正常人群显著增高，尤其是一级亲属的危险性很高。临床上，具有上述症状的鼻咽癌患者往往可能已是比较晚期的鼻咽癌了。

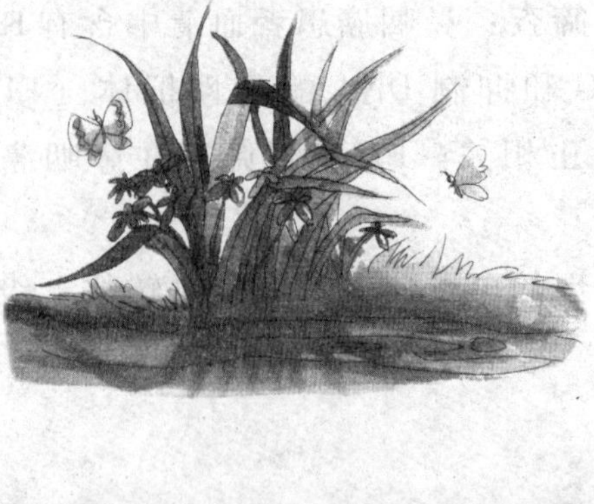

七、认识鼻咽癌篇

314. 鼻咽在哪里？

鼻咽位于整个头部的中央，大约相当于鼻尖水平，从鼻尖往耳朵眼连条线，从鼻尖往后6~8cm（厘米），耳朵眼的前方的头部中央，是一个空腔结构，其上下径及左右径各3~4cm，前后径2~3cm。它前面与鼻腔相通，下面与口腔相通，有时候吃饭和喝水不小心呛着了，会从鼻孔出来，呛出来的水或食物需要通过鼻咽腔。鼻咽周围有非常重要的器官；眼睛在它的前上方，它的顶上方是颅底骨头，在颅底骨头上还有些孔道与大脑相通。在它的后方离它很近的地方是脑干和脊髓。脑干和脊髓是人体非常重要的结构，主宰着大脑和身体其他各部位的功能，生命中枢也位于这个结构内，放射治疗时需要特别保护这些结构。

315. 鼻咽癌是怎么生长的？

鼻咽癌可从鼻咽腔的黏膜向前、后、上、下、左、右生长，破坏鼻咽周围的组织和结构。向前生长可堵塞鼻孔，导致鼻塞、回涕带血等。向两侧侵犯，早期压迫咽鼓管可导致耳鸣、听力下降。晚期破坏范围大了后，可导致张口困难，向上可破坏颅底骨或者是在颅底骨骼上通过与颅内相通的孔道长入颅内，压迫和破坏相关的结构，导致头痛、脸麻、视物模糊或视力减退、甚至复视、眼球固定等症状。向后生长可侵及椎体等，向下可侵及口咽部，出现相关症状如头痛、颈部疼痛、声音嘶哑、吞咽困难及伸舌歪斜等。

316. 鼻咽癌最容易发生在鼻咽的什么部位？

鼻咽癌最常发生在鼻咽腔两侧的咽隐窝上部，此处与颅底通往大脑的一个叫做破裂孔的孔道紧邻，与大脑组织的距离约1cm，仅由一层比较疏松的组织与颅内相隔，因此，肿瘤极易由此孔道向上侵入颅内，继而累及脑神经，出现看东西时有重影等症状。

317. 鼻咽癌最常见的淋巴结转移部位在哪儿？

鼻咽癌最常见的转移部位是一侧或双侧颈部淋巴结转移，因为鼻咽部的淋巴管网丰富、粗大、左右交叉，鼻咽的淋巴结转移有两条路径，一条是沿着颈部的大血管从上往下转移，另一条医学上叫副神经链，比颈部大血管位置往颈部的后方一些。所以，鼻咽癌淋巴结转移比较多，范围也比较广。鼻咽癌淋巴结转移通常遵循从上往下出现的规律，所以，通常先在上颈部出现。上颈部没有转移淋巴结而在下颈部出现转移的机率比较低。

318. 鼻咽癌的颈部淋巴结转移率有多少？

临床鼻咽癌患者就诊时以颈部肿块为主诉的达40%～50%，诊断时检查发现颈部淋巴结转移达80%以上。

319. 鼻咽癌的转移途径有哪些？

鼻咽癌除了有上述的淋巴结转移外，还具有血行转移途径。即鼻咽癌的癌细胞进入血管后随血液转移到远隔部位的组织或器官，并生长成一个或多个肿瘤病灶。主要转移到骨，出现转移骨的局部固定的疼痛，甚至出现功能障碍；其次可转移到肺及肝，皮肤及皮下转移和骨髓转移亦可见。初治患者的血行转移发生率10%~13%。出现上述部位转移的患者，提示已是晚期肿瘤，治疗效果差。

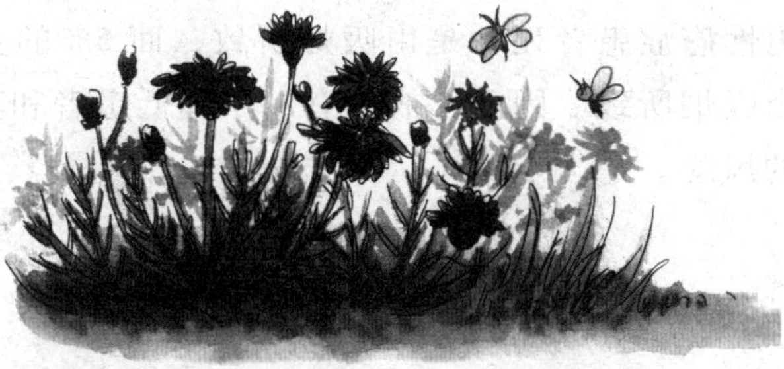

八、病因探究篇

320. 吸烟与癌症有什么关系呢?

吸烟和癌症的关系非常明确。吸烟能增加肺癌、肝癌、口腔癌、胃癌、鼻咽癌、膀胱癌、宫颈癌、乳腺癌、肾癌等多种癌症的发病风险，其中 80%的肺癌由吸烟所致。我国男性吸烟率估计达 64%，女性吸烟率达 6%，而女性被动吸烟率高达 48%。32.7%的男性癌症患者死亡是由吸烟所致，而 5%的女性癌症患者死亡是由吸烟所致。因此，戒烟有助于降低患者和其身边亲人发生癌症的风险。

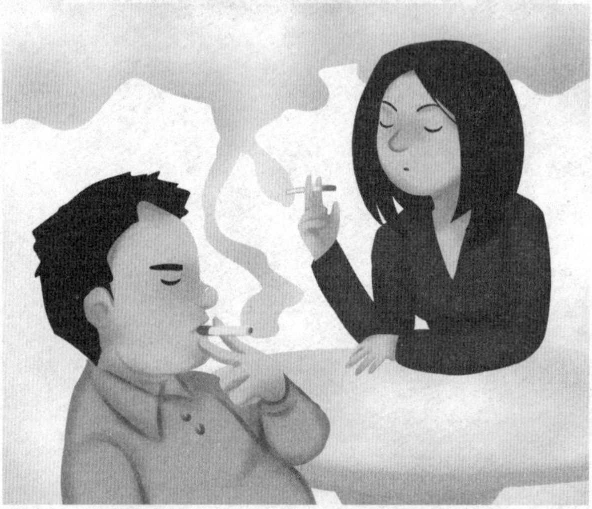

321. 感染会导致癌症吗？

研究证实大约 1/5 的癌症是由感染引起。目前确定与癌症相关的感染因素包括人乳头瘤病毒、乙肝病毒、丙肝病毒、幽门螺杆菌、EB 病毒。其中人乳头瘤病毒与宫颈癌/口腔癌以及肛门生殖道癌症、乙肝病毒和丙肝病毒与肝癌、幽门螺杆菌与胃癌、EB 病毒与鼻咽癌存在关系。31.7%死于癌症的男性患者与感染因素有关，25.3%死于癌症的女性患者与感染因素有关。

322. 为了早期发现鼻咽癌需要进行人群筛查吗？

早期鼻咽癌患者 5 年生存率一般超过 80%，而晚期鼻咽癌患者 5 年生存率仅 50%~60%左右。目前我国在鼻咽癌高发区推荐对30~69 岁居民通过头部检查及 EB 病毒壳抗原抗体和 EB 病毒核抗原抗体检测进行初筛，在发现异常后使用纤维鼻咽镜进行检查，最后使用病理检查确定最终诊断。

323. 是否应该相信某些宣传中所讲的抗肿瘤饮食？

常常有大量广告宣传某些特殊食品或“抗肿瘤食品”对身体非常有益。我们不应该依赖这些所谓“抗肿瘤食品”降低癌症发生风险，它们无法替代健康的平衡膳食在维持身体健康中发挥的作用。世界卫生组织建议每天至少应该摄入 400g（克）水果和蔬菜，预防癌症和其他慢性疾病。

324. 鼻咽癌的高危人群有哪些?

中国的南方地区（尤其广东省）人群，东南亚地区的中国人、越南人、新加坡人及北极地区的因纽特人为鼻咽癌的高危人群。以南方地区（尤其珠江三角洲及两江流域一带）的中国人鼻咽癌发病率最高，黑种人次之，白种人的发病率最低。高发区的居民迁居到低发区后，其鼻咽癌的发病率亦比当地人明显要高。另外，有鼻咽癌家族史者亦为高危人群。

325. 鼻咽癌多见于哪些地区?

在世界范围内，鼻咽癌发病具有明显的地区差异，中国南方的华南地区（尤其在广东省及香港特区）发病率最高，在广东地区，世界年龄标化发病率可达20/10万左右。而广东的四会地区发病率居首位，达到男性30.96/10万，女性15.45/10万，因此鼻咽癌亦有“广东瘤”之称。但我国北方地区发病较低，总发病率小于（3~5）/10万。其次是东南亚地区，北极地区的因纽特人，非洲北部的一些国家，及地中海的部分地区。而欧洲、美洲、大洋洲及亚洲的一些国家如日本、朝鲜等，其发病率均在1/10万以下。

326. 鼻咽癌的发病年龄有差异吗？有无性别差异?

鼻咽癌的发病几乎任何年龄均可发病。在高发区和低发区内，鼻咽癌的发病高峰年龄分布是不同的，在高发区内发病一般在30岁以后明显上升，40~59岁达高峰，以后逐渐降低；而在中等发病及低发区内，鼻咽癌的发病高峰较高发区人群要晚10年，但在10~19岁年龄段另有一个小的发病高峰。鼻咽癌的发病有明显的性别差异，男性高于女性，男女之比为（2~4）：1。但在40岁以前，男女之间发病无明显差异。

327. 鼻咽癌有遗传吗？

鼻咽癌有一定的家族聚集现象。在格陵兰岛的土著人中，27%的鼻咽癌患者有肿瘤疾病家族史，大部分为鼻咽癌或唾液腺癌，且肿瘤患者大多集中在一级亲属中。在我国广东省，中山大学肿瘤防治中心总结1000多例广东籍鼻咽癌患者的病例资料，约20%有癌家族史，其中有一半为鼻咽癌，且肿瘤患者大多集中在一级亲属中，二、三级亲属较少。以上资料说明有鼻咽癌家族史者，其近亲属患鼻咽癌的危险性明显高于无癌家族史者，鼻咽癌有一定的家族聚集现象。但也并不是有鼻咽癌家族史的亲属或后代一定会患癌症。所以朋友们（尤其有鼻咽癌家族史）不要太过紧张，适当注意就行了。

328. 为什么会出现家庭成员中多人患上鼻咽癌？

多个家庭成员出现癌症可能有几方面的原因：①可能仅仅是一个巧合；②可能是因为家庭成员生活在相似的环境或者有相似的生活习惯，比如均喜欢抽烟和酗酒；③可能家庭成员遗传因素所致。需要注意的是，仅有5%以下的癌症患者因父方或母方缺陷基因遗传所致，而绝对多数癌症患者与遗传因素无关。缺陷基因仅会增加癌症的风险，其存在并不意味着一定会出现癌症。

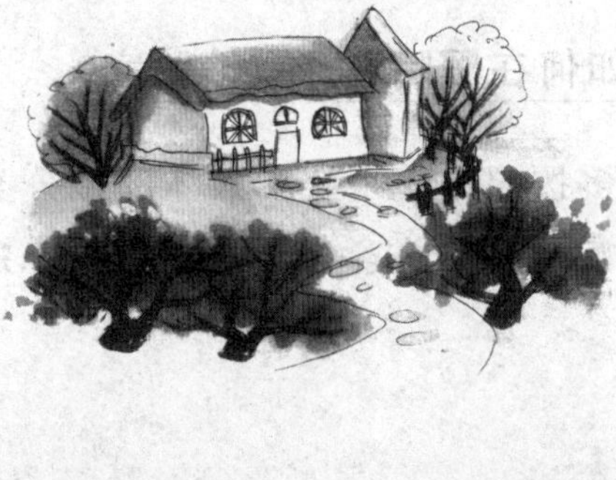

九、就诊篇

329. 怎样尽快正确治疗鼻咽癌?

就诊时选对科室非常重要，有鼻咽癌的临床表现，如果在综合性医院就诊，首选耳鼻喉科或五官科，初步排除鼻咽癌，可是如果怀疑鼻咽癌，取得病理诊断后，建议马上就诊放射治疗科或转诊肿瘤专科医院。如果一开始就诊肿瘤专科医院，首选放射治疗科就诊，这样患者会得到比较全面地指导，不至于耽误时间。看病流程如下：①首先，可挂放疗科头颈门诊的普通号（不一定非得挂专家号），门诊医生通过问询病史及相关查体后，对涉及治疗所需要的相关检查和要求都会一次性地告知，必要的检查会在一次都申请做好，以免出来一项结果又需要其他检查结果，这样最节省时间；②待上述相关检查结果基本出来后，患者再挂放疗科头颈门诊的普通号或挂专家号，医生根据检查结果初步确定患者病期，再决定是否与化疗科医生协商治疗方案，是否先行诱导化疗或同步放化疗及放疗后辅助化疗；③患者根据医生提供的治疗方案去相关科室治疗；④如果做放疗，患者必须先处理好口腔坏牙，这个过程需要较长时间，必须提前准备；⑤患者可以在门诊接受放疗，也可以住院放疗，其治疗效果都是一样的。

330. 如何在医院选择就诊科室?

综合性医院多按照疾病系统和人体部位分类，专科医院多按照治疗方法和疾病部位分类。患者可根据所患疾病的部位和所属系统选择就诊科室。但对同一部位或系统，同时存在内外科不同治疗科室的问题。以肿瘤患者为例，没有做过手术治疗的初诊患者，根据病变部位可先选择外科手术科室就诊，已经手术后的患者或不能手术治疗的患者可选择放射治疗或化疗科室。患者在就诊前可以通过电话或网络查询各医院门诊科室设置，选择正确的就诊科室，避免挂错号。鼻咽癌首选放射治疗科就诊。

331. 如何做好就医前的准备？

三级医院门诊出诊医生在出诊时间内必须接诊大量的患者，很难有充足的时间详细解答每一位患者提出的全部问题。患者在就诊前最好做一些准备工作，提前梳理好向医生介绍的病情，把需要问医生的问题写在纸上，这样既可以节省时间，又可以避免因临时考虑而疏漏某些重要的细节。此外，如果患者已在其他医院检查或治疗，应将已有的检查结果和病历资料带全，以便医生的进一步诊断和治疗。

332. 如何选择普通门诊和专家门诊？

目前多数医院都设立简易门诊、普通门诊、专科门诊、专家门诊及专业组门诊、特需门诊等，以满足不同层次的需求。建议初诊患者挂普通门诊，因为初诊时无论是专家门诊还是普通门诊，都要根据病情先让患者做相应的检验、影像检查、肿瘤性疾病还需要组织病理学检查才能确诊。患者复诊或有疑难疾病可选择专家门诊。患者可根据医院专家介绍栏或网站上的专家介绍了解各专家的专业特长，结合自身病情选择适合的专家。

333. 选择哪种方式预约挂号？

为方便群众就医，提高医院医疗服务水平，各个医院均在开展不同的预约挂号方式来缓解患者挂号排队和候诊等待时间长。预约挂号方式主要包括：电话预约、网络预约和自助挂号等方式。医院电话预约和网络预约方式多通过与第三方公司合作为患者提供方便，优点是有稳定的网络挂号平台，有大量的接线客服，解决患者排队挂号的困扰，但缺点是第三方公司客服缺少医学专业知识，患者在采取电话预约和网络预约前应了解医院的科室设置和挂号的号别。自助挂号是在医院挂号处、门诊大厅等显著位置放置的自助挂号机，方便患者在医院就诊后预约下次就诊时间。患者在就诊前了解就诊医院的预约挂号方式和预约挂号号别，合理安排时间挂号就诊。

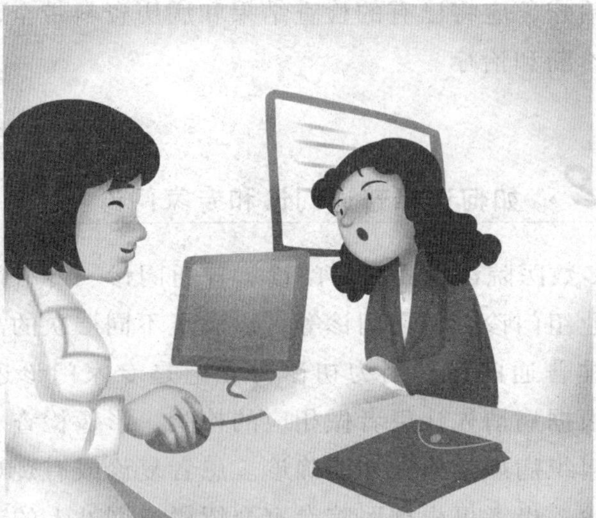

334. 什么是银医卡？银医卡开展哪些自助服务项目？

银医卡是银行和指定医院合作办理的联名卡，具有普通卡的所有功能，还可以在医院网站预约挂号。银医卡开展的自助服务包括：自助缴费、自助检查报告打印、自助信息查询等。银医卡的开展是实名制挂号的更好应用，也为全国开展的“先诊疗，后结算”奠定基础。

335. 医保患者就诊需要做好哪些准备？

医保患者到任何医院就诊，首先必须携带医保卡（本），以证实医保身份，进行医保结账。否则，没有医保证明者会被默认为自费，造成费用无法报销。另外，就诊前应该详细了解好各种医保规定，以为各种医保政策因地区不同、病种不同也会有所差异，要按照要求提前办理如转诊、特病等相关手续。

336. 为何要建立正式病案？

各地均实施门诊就诊手册，并在各医院均可使用。门诊就诊手册是由医生填写，对患者每次就诊情况、各项检查和用药情况的记录。如果患者需要住院治疗时，部分医院要求建立正式病案。患者根据各医院要求持患者身份证或有效证件填写病案首页建立正式病案。正式病案是对住院后患者病情和诊疗过程所进行的连续性记录。正式病案一般由医院病案室统一保管。

337. 做哪些检查需要预约?

患者为确诊病情需做各种全身和专科检查。许多检查都需要患者提前做好身体准备，例如血液检查前空腹、肠镜检查前需要提前做**肠道准备**和妇科B超需憋尿充盈膀胱等。患者可根据检查申请单或预约通知单上的要求认真做好身体准备。

338. 医院里非工作人员发的传单可信吗?

不可信。候诊区里游散人员传发的传单都是非法广告，严重影响了人们的视听，误导、欺骗了很多急于求医的患者。这些广告所宣传的医疗手段不仅没有及时为患者解除病痛，反而增加其经济负担，延误了病情。患者应清醒地识别违法医疗广告，谨防受骗上当。医院的宣传资料一般由穿戴本院“志愿服务者”标志的人员发放。

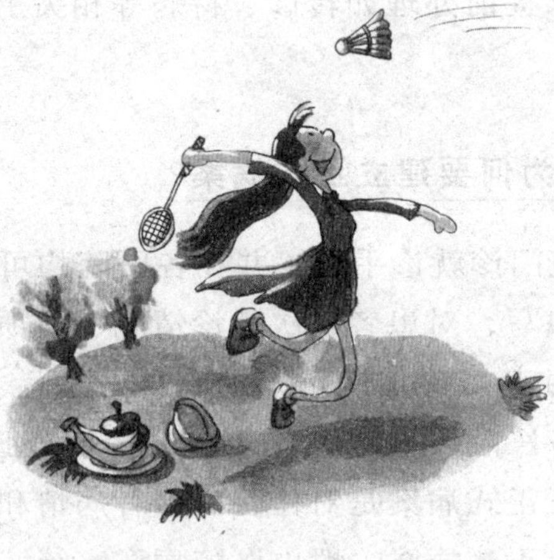

十、典型病例篇

病例一　早期鼻咽癌成功治疗的病例

病史简介：男性，76岁，主因“右耳听力下降7个月，头痛5个月”就诊，根据病理**活检**、**纤维鼻咽喉镜**、鼻咽及颈部CT/MRI诊断为早期鼻咽癌。患者经过放疗后肿瘤完全消退。

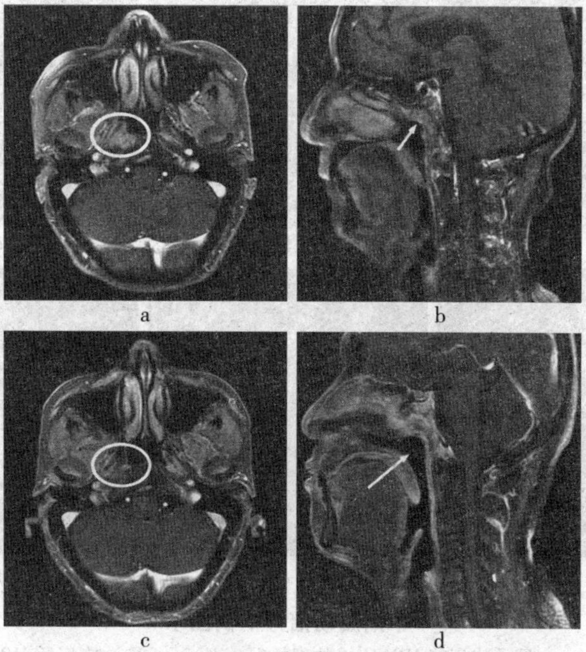

早期成功治疗病例图示

注：a和b显示放疗前MRI所示肿瘤情况，c和d显示放疗后MRI所示肿瘤疗后情况。在a和b中实线所圈部位及箭头所指部位为鼻咽癌肿瘤所在部位，可以看到肿瘤位于鼻咽右侧壁和顶后壁，经治疗后在c和d中可以看到肿瘤完全消失，正常的黏膜结构恢复

病例二　中期鼻咽癌成功治疗的病例

病史简介：男性，35岁，主因“右鼻塞3个月，涕中带血1个月”就诊，根据病理**活检**、**纤维鼻咽喉镜**、鼻咽及颈部CT/MRI诊断为中期鼻咽癌。患者经过放疗同期化疗后肿瘤完全消退。

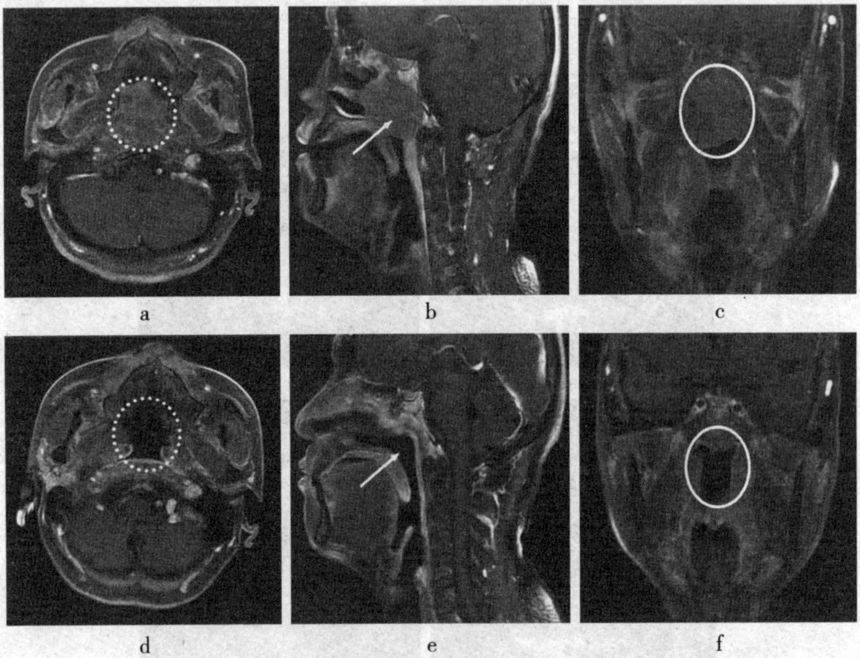

中期成功治疗病例图示

注：a、b、c显示放疗前MRI所示肿瘤情况，d、e、f显示放疗后MRI所示肿瘤疗后情况。在a、b、c中虚线所圈部位、箭头所指部位及实线所圈部位为鼻咽癌肿瘤所在部位，可以看到肿瘤位于鼻咽腔，向前侵犯鼻腔，向后侵犯斜坡，虽然肿块较大，但因未进一步向周围深部组织浸润，仍为中期病例。经治疗后在d、e、f中可以看到肿瘤所形成的对应的肿块完全消失，正常的黏膜结构恢复

病例三　晚期鼻咽癌成功治疗的病例

病史简介：男性，63岁，因头痛伴左耳鸣半年，复视2个月就诊，根据病理**活检**、**纤维鼻咽喉镜**、鼻咽及颈部CT/MRI诊断为晚期鼻咽癌。患者经过诱导化疗，放疗同步化疗后肿瘤完全消退。

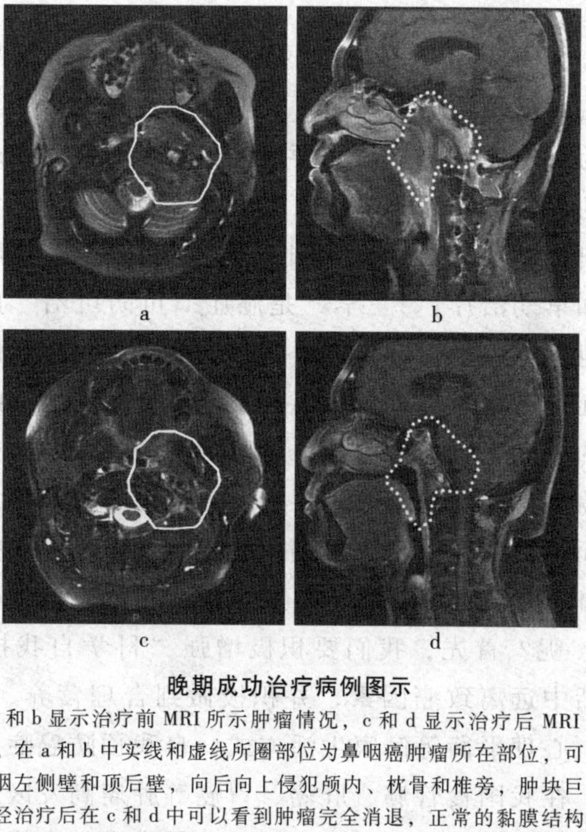

晚期成功治疗病例图示

注：a和b显示治疗前MRI所示肿瘤情况，c和d显示治疗后MRI所示肿瘤疗后情况。在a和b中实线和虚线所圈部位为鼻咽癌肿瘤所在部位，可以看到肿瘤位于鼻咽左侧壁和顶后壁，向后向上侵犯颅内、枕骨和椎旁，肿块巨大，局部病期晚。经治疗后在c和d中可以看到肿瘤完全消退，正常的黏膜结构恢复，斜坡结构恢复，虽然局部MRI所示信号仍略有异常，考虑为治疗后改变

十一、名家谈肿瘤

增强“自我科学抗癌”意识

陆士新，著名肿瘤病理生理学专家，研究员，中国科学院院士

癌症已成为我国人群死因的首位，具有发病率高、死亡率高、治疗费用高等特点，因此，人们“谈癌色变”。目前，学术界普遍认为对癌症不要恐惧而要防治，癌症是“可防可治”的。肿瘤防治的关键仍然是要坚持以人为本、自我抗癌，实施预防为主、防治研相结合，大力做到肿瘤防治“三早”，即早期预防、早期诊断和早期治疗；“三早”是癌症“可防可治”的核心和基础。世界卫生组织也强调：三分之一的癌症是可以预防的，三分之一的癌症患者通过早期诊断并得到合适的治疗是可以治愈的；三分之一的癌症患者通过治疗，可以减轻痛苦，延长生命。人群的自我抗癌意识和信念至关重要，因为如无自身防癌意识，接触致癌因素而不自知，一旦患上癌症已成晚期，延误了病情。

控制癌症应当以早期预防为主，我们究竟应该怎样做才能实现“三早”呢？首先，我们要积极增强“科学自我抗癌意识”，注意在生活中远离致癌因素，并积极做到合理营养、适当运动、戒烟限酒、心理平衡等健康生活方式，自我预防癌症发生。近二十几年来，在我国食管癌、肝癌、胃癌等肿瘤高发区所进行的病因学调查研究的基础上，开展了国际上最先进的大规模人群预防研究，现在已取得可喜的成果，树立了癌症“可防”的典型，

并增强了我们对癌症可以预防的信心。

癌症的发生发展是多阶段逐渐演变的过程，在癌前病变和早期癌阶段就进行治疗是可以不发生癌症或可以被治愈的。什么是癌前病变呢？癌前病变是指人体组织中某些细胞在人体内外环境中的物理、化学、生物以及慢性炎症等刺激因素长期不停地作用下，细胞形态和分子组成发生有变成癌趋向的病理变化，再经过一段时间后，这种病变的一部分或少部分可能发展演变成癌。但是，癌前病变患者在去除物理、化学、生物以及慢性炎症等刺激因素，或给予化学干预（治疗），癌前病变可以被逆转为正常。“癌前病变”发展成侵袭性癌的过程一般需要10年左右的时间。如在林县我们发现食管上皮重度增生的人，经增生平治疗可以逆转为正常，成功阻断了重度增生上皮演变成癌。因此，预防及治疗癌前病变，对预防肿瘤有着积极意义。

癌前病变和器官组织的炎症与不典型增生密切相关，炎症往往伴随细胞重度增生（不典型增生，原位癌），我们已知的一些病变如：食管上皮重度增生、胃的瘢痕性溃疡、萎缩性胃炎、胃息肉、慢性支气管炎、肝细胞不典型增生、宫颈糜烂或息肉、乳房囊性腺病、乳腺导管内乳头状瘤、溃疡性结肠炎、结肠腺瘤及结肠息肉、膀胱黏膜上皮增生及化生、鼻咽部柱状上皮及不典型化生等都可视为癌前病变，上述的癌前病变的长期存在与发展就可能转变为癌症。因此，个人应积极治疗器官组织的炎症和严重增生性疾病是预防癌症的重要措施。

在生活中，我们究竟应该怎样做才能实现肿瘤的“早期发现，早期治疗”呢？首先，进行自查，要早期发现癌瘤，除医生的检查外，自我检查也是非常重要的。如乳腺癌等往往是自查发现肿块的，所以要经常进行自我检查。除自查外，要重视每年正规体检，体检也是“早期发现”癌瘤的重要途径。癌瘤“早期治疗”是非常重要的，它直接影响患者的生存；有研究表明：

肿瘤大小与手术后生存率密切相关，肿瘤直径越小相对生存率就越高，肿瘤直径越大相对生存率就越小。一旦发现肿瘤应及早到医院进行规范化治疗。但治疗肿瘤也不是什么治疗手段都用上才好，要防止“过度治疗”。

普及癌症知识是预防癌症的重要手段。在癌症防治工作中，要有更多的有关癌症方面的科学普及读物问世，以利于群众增强“自我科学抗癌”意识，来改变癌症不可预防和无法治疗的观点，并积极行动起来，做到“三早”，控制和预防癌症。

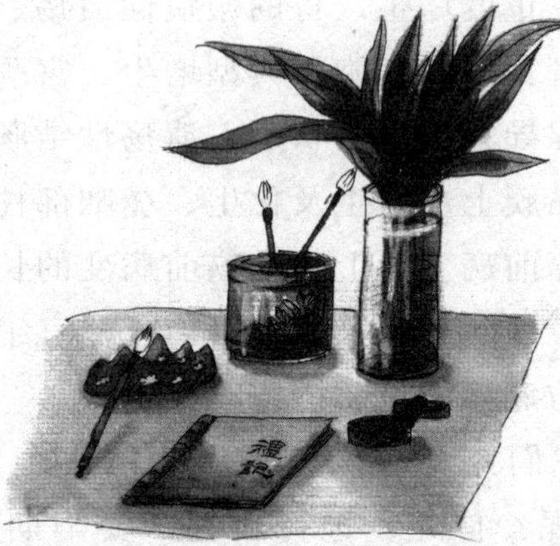

五十年来我国肿瘤防治工作的发展和体会

孙燕，著名肿瘤内科学专家，主任医师，中国工程院院士，中国医学科学院中国协和医科大学名医

回顾半个多世纪我国临床肿瘤学的发展，真有些沧桑之感。新中国成立初期，由于当时卫生的状况，肿瘤学不被重视。直到建国10年以后我国才开始重视肿瘤问题，并启动了比较全面的规划、建设和研究。我有幸在1959年调入肿瘤医院（当时称日坛医院），正好参加我国几位临床肿瘤学元老，吴桓兴教授（时任中国医学科学院肿瘤医院院长）、金显宅教授（时任中国医学科学院肿瘤医院顾问）和李冰教授（时任中国医学科学院肿瘤医院党委书记兼副院长）的领导下对我国临床肿瘤学的发展进行的讨论，并制定了以综合治疗为模式的发展方向。随之，就临床肿瘤学发展达成4项共识，即预防为主、中西医结合、基础研究与临床研究结合、综合治疗。虽然在今天，综合应用现有手段诊断、防治肿瘤已经深入人心，为国内外学术界所接受，但是这在当时的条件下就能准确把握总攻方向还是难能可贵和具有远见的。

在十年浩劫中肿瘤工作受到极大破坏。人员被下放，甚至连苦苦积累的病理标本都被埋掉。但在1972年周恩来总理冲破“四人帮”的阻挠，对肿瘤工作做出了重要指示：肿瘤是多发病、常见病；应当深入调查摸清我国的发病情况，并采取预防措施；结合我国具体情况和实践经验编写我国自己的参考书；大力开展高发区研究等等，明确了我国肿瘤学前进的方向，也成为我们开展工作的重要指导原则。

改革开放以后，我国临床肿瘤学事业得到了飞速的发展，各省市都建立了肿瘤医院，很多综合医院也成立了肿瘤科，研究工作也得到发展。

肿瘤内科治疗也已经有了很多进展，相当多的常见肿瘤，如滋养细胞肿瘤、急性白血病、睾丸肿瘤等，已经可以通过内科治疗达到根治；另一些常见肿瘤，如乳腺癌、肺癌、大肠癌、胃癌和骨肉瘤等，内科治疗也都占有相当重要的地位。此外，我们在肿瘤治疗理念方面已经有了很大进步，例如多种方法和途径的综合治疗、加强预防术后播散，特别是远处转移的内科辅助治疗研究、重视生存率和生活质量的提高等。

近 10 年来，不断有新的针对肿瘤受体、调控和生长关键基因的靶向药物问世，从分子、受体、信号传导等方面的研究把病因、预防和治疗很好地连贯起来。分子靶向治疗虽然在现阶段还不能完全替代传统的手术和放化疗，但其重大意义在于可以使治疗更具靶向性，更好地实现治疗个体化。而根据肿瘤的分子靶点决定治疗方案的策略与我国传统医学理论中的“辨证论治”和“同病异治、异病同治”不谋而合。靶点的诊断必然会成为未来肿瘤诊断以及个体化治疗方案制订的必要步骤。对患者的靶点监测也应该受到重视。

我们已经开始思考什么是我国临床肿瘤学的特点，其中包括：中西医结合，辨证论治——提高预见性；同病异治、异病同治——实现有的放矢；循证医学、规范化、个体化；扶正祛邪——重视宿主情况、基础疾病、免疫和骨髓功能重建等；治未病——重视预防、重视防止复发；以人为本——重视生活质量和远期结果等等。

最近，美国著名临床肿瘤学家 DeVita 在一篇题为“癌症研究 200 年”的文章中系统复习了有关肿瘤诊疗的进展情况。可以看出近百余年来人们对肿瘤的认识已经有了长足的进展和提高。在 20 世纪 70 年代由于综合治疗，儿童期白血病和霍奇金病的疾病特异性死亡率开始显著下降。在引入常见癌症（例如乳腺癌和结肠癌）的更好早期诊断和预防措施以及有效辅助治疗之后不久，总死亡率开始下降。所有癌症的 5 年相对生存率在通过《国家癌症法案》之前的 20 世纪 60 年代末为 38%，而现在为 68%。在美国，癌症总死亡率从 1990 年开始下降，自此以后总体已下降 24%。对 2015 年的直线推测提示，癌症死亡率的总绝对下降将约为 38 个百分点。所以，我们对制服肿瘤的前景应当是乐观的，但这无疑需要几代人艰辛的努力。

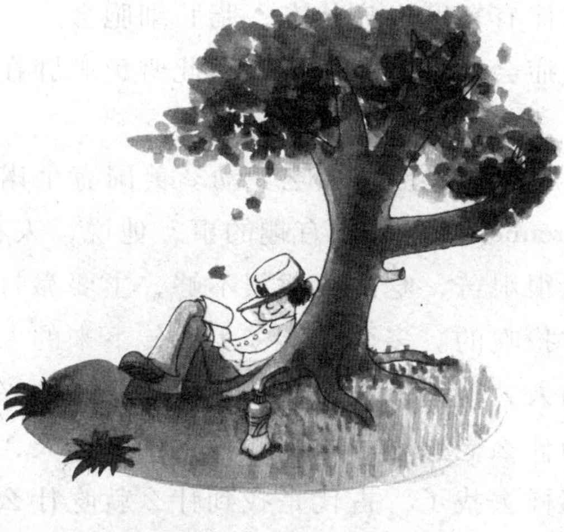

少吃多动 预防肿瘤

程书钧，著名实验肿瘤、肿瘤化学和遗传毒理学专家，研究员，中国工程院院士

科学研究表明，终身维持健康的体重是预防肿瘤最有效的措施之一。超标体重和过于肥胖，会促进某些肿瘤发生，包括食管癌、胰腺癌、结直肠癌、肾癌、子宫内膜癌和绝经后的乳腺癌。肥胖是这些肿瘤发生的非常重要的促进因素。肥胖和体重超标还会增加许多慢性病（如高血压、脑卒中、冠心病和2型糖尿病）发生的机率。肥胖会影响许多激素和生长因子的水平，肥胖人群胰岛素样生长因子1、胰岛素和瘦素水平均升高，性激素在肥胖相关肿瘤中也起重要作用，因为脂肪组织是性激素合成的重要场所，性激素水平过高可使子宫内膜癌和绝经后的乳腺癌发病率增高。肥胖者常伴有轻度炎症状态，脂肪细胞会产生一些促炎性因子，而慢性炎症会促进肿瘤发生。因此避免肥胖在肿瘤预防中占有重要地位。

如何避免肥胖？关键在少吃多动。美国有个诺贝尔生理和医学奖获得者 Brenner 讲过一段有趣的事，他说，人在古代的时候，因为生活环境很艰苦，吃的东西很不够，主要靠打猎为生，所以他老是到处要找吃的。多少年、多少代传下来的人就是那些有很强吃的欲望的人，他们下丘脑逐渐形成老想吃的兴奋灶，这就是我们现代人为什么老想吃的原因。可是到了今天，诸位吃东西用不着像古代那样去找了，古代是找到什么就吃什么，现在你家里伸手就拿得到东西吃，可是我们大脑的兴奋灶还在那里，还叫我们吃、吃、吃，其实你肚子一点都不饿，只是为了满足这个兴奋

灶，你就老要吃，没有事的时候要吃，看电视也要吃，造成你营养过剩。储存过多的营养的最佳方式就是把它转化成脂肪（而不是蛋白质和碳水化合物），这种储存的能量可以很好去应对饥饿，这在古代艰苦的条件下是十分必要的，因此，过度营养转成脂肪而导致肥胖也是进化选择的结果。

导致超重的原因除吃的过多外，另一个原因就是体力活动太少。因此，合理必要的体力活动是极其重要的。研究表明，合理的体育活动，对预防和降低结直肠癌、乳腺癌、子宫内膜癌、胰腺癌、肾癌等都有良好作用。少吃多动，保持健康的体重和避免肥胖能预防和降低包括肿瘤在内许多慢性代谢疾病的发生，这是有深刻的科学道理的，是迄今为止科学上证明了的最有效的办法。人们生来就有点爱吃不爱动，我们懂得上述的科学道理后，就需反其道而行之。为了你的健康，预防肿瘤，少吃多动。

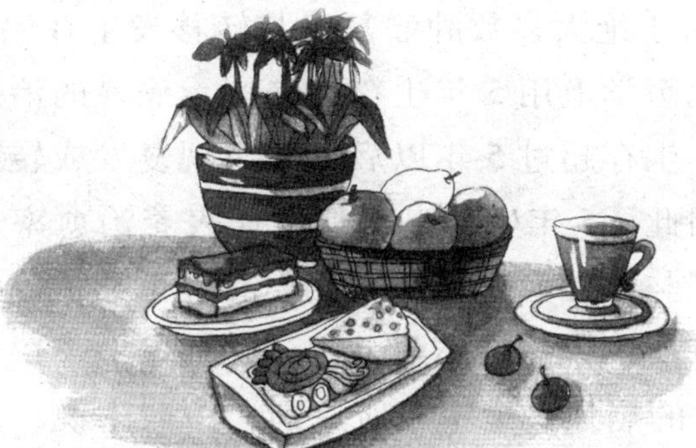

对癌症治疗的一点看法

殷蔚伯，著名肿瘤放射学专家，主任医师，中国医学科学院肿瘤医院放射科首席专家

一、癌症不再是不治之症

20世纪初肿瘤患者的5年生存率只有5%，身患恶性肿瘤几乎就等于死亡，因此人们谈癌色变。为此，人类开始致力于攻克肿瘤的研究，由于诊断及治疗技术的改进与发展，癌症患者的5年生存率在不断地提高，20世纪30年代为15%，60年代为30%。近半个世纪以来，随着CT、MRI、PET-CT等各种诊断设备与技术的应用与提高，促进了对肿瘤的早诊、早治；同时在治疗方面，无论是手术、放射治疗还是药物治疗都有了飞速的发展，至20世纪90年代肿瘤患者的5年生存率提高到45%。2012年美国癌症协会发表统计报告显示：1975～1995年间在美国确诊的癌症患者治疗后5年生存率为49%，而到2001～2007年提高至67%。由于绝大多数肿瘤复发与转移发生在癌症诊治后的5年以内，因此医学上用5年生存率来表示癌症的治疗效果。对肿瘤患者来讲，生存超过5年以后再次出现复发或转移的机率就已经很低了，因此，5年生存率常常也代表着治愈率。现在我国诊治癌症的水平与国外大体相当。我们有理由相信癌症的治疗结果将来会更好。所以说癌症不再是不治之症。

不同部位的癌症治愈率有所差别，一般来说，表浅的癌症较深部脏器的癌症治愈率高，如女性乳腺癌、子宫颈癌、男性前列腺癌等治愈率高，而肺癌、胰腺癌等的治愈率相对较低。同一种癌症的早期与晚期的治愈率也不一样。早期乳腺癌、子宫颈癌、

男性前列腺癌等患者的5年生存率可达90%以上，显著高于晚期患者；即使是**预后**差的如肺癌、食管癌也同样是早期患者的生存率显著高于晚期。所以我们倡导早期发现、早期诊断、早期治疗。当有异常发现时应尽早去医院检查。现在不少医院开展了防癌普查服务，可定期去检查。

二、癌症不是急诊

著名的肿瘤学家吴桓兴教授不断的告诫我们癌症不是急诊，他的意思是不要一诊断癌症就仓促治疗，而是强调在治疗前应进行必要的检查，制订周密的治疗方案。因为癌症的首程治疗至关重要。首程治疗不当，往往很难补救。他形象地比喻为就像剪裁衣服一样，裁的不好，很难补救。当然，患者被诊断出癌症后必然很着急，但要沉着，进行必要的检查，有时需要多学科的会诊后再进行治疗。精心地战前准备是取得胜利的重要保障。

三、现代的肿瘤放射技术

放射治疗学发展虽然已有100余年的历史，但较医学发展史而言，其历史短，不为人们所熟知。作为一名放射治疗科的医生，我愿意介绍一下现代的放射治疗学。放射治疗主要用于治疗恶性肿瘤，是治疗恶性肿瘤的三大主要手段之一（即手术、放射治疗及药物治疗）。早期放射治疗是通过放射性同位素^{60}钴产生γ射线或由直线加速器产生高能X射线和电子线来完成，也叫二维放射治疗技术，照射范围只能产生不同大小的长方形和（或）正方形**照射野**。但肿瘤生长的范围并不规则，放射治疗在杀灭肿瘤的同时，大量的正常组织也受到损害，导致了相应的放疗并发症。同时，为了避免对正常组织及器官产生不能接受的并发症，有时不得不减少照射剂量，致使肿瘤局部控制率下降或照射治疗后肿瘤复发率增加。

由于影像技术及电子计算机的发展，放射治疗从二维走到三维及四维治疗技术，即三维适形放射治疗、调强放射治疗、影像引导下放射治疗及自适应放射治疗等。换句话说，更准确、更精确的照射，能更好地照射肿瘤、同时更少地照射周围正常组织，其结果是提高肿瘤的治愈率，降低对正常组织的副反应。这些新技术的优势在一些肿瘤的治疗方面表现突出，如头颈部癌、前列腺癌等等。同时，这些新技术带来的是要在治疗前作更多细致的工作，如先行 CT（或 PET-CT）定位，在 CT 图像的每一层面上勾画肿瘤及一些正常器官，要用计算机软件即治疗计划系统计算出最合适的方案，因而放射治疗准备的时间相对较常规放射治疗长。近年来，发展的立体定向放射治疗，对一些小的肿瘤能治愈而无显著的副反应，如早期非小细胞肺癌等。但应该指出的是，如同所有的治疗方法一样，放射治疗也有其局限性，它也不能治疗所有癌症，需要结合每种癌症的特点，联合手术、药物治疗等方法综合治疗进一步提高疗效。

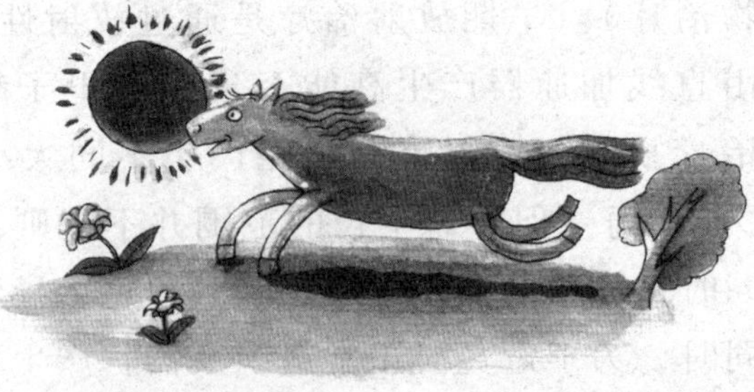

面对癌症作战的现代策略

储大同，著名肿瘤内科学专家，主任医师，中国医学科学院肿瘤医院内科首席专家

一、癌症的发生发展规律

在我们每个人的身体里，实际上都存在着不同的突变细胞。一旦身体的免疫监视功能不能发现、攻击这些突变细胞的时候，它就会由一个变两个，两个变四个，四个变八个，呈指数级增长，在很短的时间内就能变成肿瘤。直径1.5厘米的一个球形结节就已含有35亿癌细胞（3.5×10^9）了。这时候就可以被螺旋CT、磁共振扫描、PET/CT等先进的仪器发现了。大家想想35亿癌细胞是个很大的数量！一些患者来就诊时已是癌症晚期，肿瘤细胞的计数远远超过这个数量，甚至能按斤计，肿瘤细胞数长到12次方，人就牺牲了。我们平常治疗肿瘤怎么治？早期可以切除，争取治愈。但当肿瘤细胞数量到11次方时已经转移得到处都是，没有切除的机会了。这时就应该使用有效的全身治疗手段，如化疗、靶向治疗、生物免疫治疗等，把肿瘤细胞的数量杀到10^9数量级以下，再想法不让它抬头。如果原发肿瘤在肺，我们称之为肺癌，可能转移到肝脏，也可能转移到骨头、转移到脑部。但是这里应该走出一个误区，癌细胞转移到肝脏的时候不能叫肝癌，只能说是肺癌的肝转移，以此类推。转移到全身各处以后，癌细胞总数量达到11、12次方时那是非常晚期的，因此，我们特别强调，肿瘤要早期发现，早期治疗。

二、不要谈化疗就色变，你有机会重振免疫力

一旦到了晚期，是否就完全不能治愈，就只能放弃了？当然

不是！其实，得了肿瘤，打仗的战略设计非常重要！怎么掌握好治疗手段-肿瘤组织-机体免疫力的三点平衡是一个极其重要的方面。很多人一听化疗都谈虎色变，觉得不能做。实际上我们要分析，肿瘤能够抑制机体免疫功能，肿瘤发展得越严重越抑制免疫功能！反过来，免疫功能提高了也能抑制肿瘤。比如放疗和化疗，既能够攻击肿瘤，对自己的免疫功能也是打击。所以治疗中机体的免疫功能跟治疗手段、肿瘤之间是三点平衡的关系。你不能光看放、化疗对身体的伤害。肿瘤被消灭以后，肿瘤对免疫功能的抑制就自然而然解除了。而放、化疗结束后它们对免疫功能的伤害也立即解除。所以我们任何一位患者在治疗时一定要把三点平衡的关系分析好。手术作为重要的治疗手段把肿瘤的大本营切掉，肿瘤细胞的数量急剧下降，对免疫功能的抑制一下子就被解除了。这时候再用放疗、化疗，进一步消灭残存肿瘤，虽然对免疫功能可能造成一定程度的暂时性抑制，但把肿瘤消灭以后，使肿瘤细胞的数量更进一步减少，这样肿瘤对免疫力的抑制更进一步得到解放。细细掂量如果用各种手段把转移灶中癌细胞总数减少到 3.5×10^9 以下，身体是完全有机会恢复免疫功能的！

三、利用高科技时代优势与肿瘤长期和平共处

对癌症作战的现代战争是建立在常规武器和信息网络系统高度协同配合的战略设计之上的。即科学合理地将手术、化疗、放疗与生物靶向治疗、免疫治疗、中医药治疗等有机地结合，达到全歼肿瘤并长期压住肿瘤的发生细胞（干细胞），使其永不抬头。之所以很多人的晚期肿瘤被治愈，就是因为将肿瘤细胞数量消灭到 35 亿左右后，再通过各种手段压住肿瘤干细胞并将免疫功能恢复到患肿瘤之前的状态。这时候残留肿瘤细胞的数量和机体免疫功能实际上已经达成了一个新的平衡状态。而这种平衡状态，在分子靶向治疗的时代，你如果有能力、有信心去努力，在医生的帮助下是完全可以争取实现的。也就是说，到那时你的机体与肿瘤已经成了长期和平共处的双方，而这种状态经过努力完全可能持续一辈子。

分子靶向治疗是近年来的新生事物。由于科学家们发现了很多癌基因能驱动肿瘤的生长，因此就把它们叫做驱动基因。可喜的是也有很多新药能针对这些基因起到抑制作用，有效率都能在50%～70%，控制率都能达到80%～95%，均远远超过化疗。目前临床常用的分子靶向药物也已经有十几种。即使没有驱动基因存在的肿瘤，用一些影响微环境的靶向药物把它们的信号传导通路阻断，也能配合化、放疗作战而大大提高它们的疗效。

国际上有资料显示有些老人去世时不是因为肿瘤死亡，而是因为糖尿病、心血管疾病等原因。但在做尸检时却发现这些老人中很多人患有乳腺癌、前列腺癌等恶性肿瘤，但他们并不是死于癌症，而是死于其他疾病，这些人体内的癌细胞恰恰处于35亿左右的数量。这说明什么问题呢？说明他们生前有能力长期与这些癌症抗衡，达到一辈子和平共处的目的。在当代高科技发展的分子靶向治疗时代，就更具有做到这点的物质基础了。展望未来，让谈癌色变即将变成历史吧。

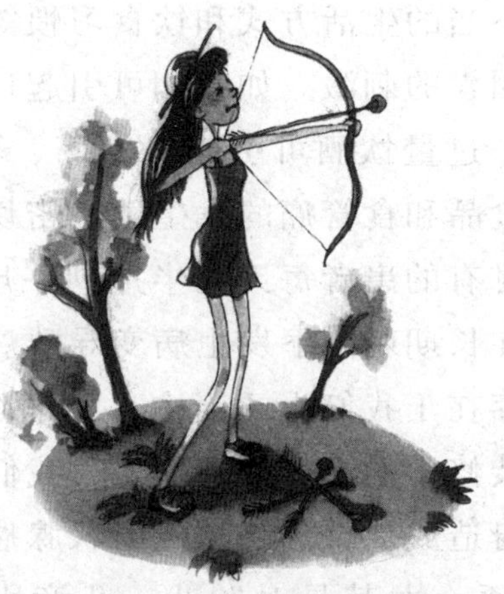

防治肿瘤，从改变自己做起

唐平章，著名头颈肿瘤外科专家，主任医师，中国医学科学院肿瘤医院前院长

说起肿瘤，大家心里不免咯噔一下，说是“谈癌色变”恐怕也不为过吧。虽然目前对肿瘤的诊治水平已经有很大提高，总体上一半以上的恶性肿瘤患者能够被治愈，但离彻底攻克它还有很长的路要走。下面结合我个人 30 余年的临床经验，就肿瘤预防、诊治谈一些自己的看法。

肿瘤有恶性和良性之分，良性肿瘤一般不会对生命造成太大损害，恶性肿瘤也就是我们通常说的癌症。癌症是人体生长到一定时机体细胞发生转化引起的肿瘤，生长不受限制而且容易出现转移，即使治疗后也可能复发。癌症病因复杂，其发生有些协同因素，它们或单独引起或加速癌症的发生。这些因素包括烟酒刺激、电离辐射、不当的生活方式和饮食习惯等。预防癌症的第一步就是减少这些因素的刺激。如吸烟可引起口腔癌、喉癌、肺癌等多个脏器肿瘤，过量饮酒可引起口腔癌、下咽癌、食管癌等，而长期食用腌制食品和食管癌的发生关系密切。特别是大量烟酒刺激，临床上可见有的患者每天喝半斤到一斤酒，吸 1~2 包烟。下咽和食管黏膜在长期刺激下发生病变导致癌症的多点发生。电离辐射虽然普遍存在于我们生活当中，如医院的 X 线检查、CT、核素扫描、家庭装修中的不合格石材等，我们也基本上不会想到过多接触会对自身造成什么影响，但甲状腺癌、白血病的发生与它的确有明显关系，尤其是对胎儿、儿童影响最大。1986 年，前苏联切尔诺贝利核事故就是个例证，事故发生后的二十年间，

该地区周边儿童的甲状腺癌发生率升高了几十倍。还有不良的饮食习惯，如吃饭太快、经常吃烫得食物、偏食、不爱吃水果等，均会对上消化道黏膜产生不良影响。预防癌症，还要保持健康向上的生活态度，经常锻炼身体，培养乐观的心态。积极乐观的情绪可以调节因压力而分泌的皮质醇和肾上腺素等激素的水平，增强机体免疫力。而有积极乐观心态的人身心更健康，死于心血管疾病的机率更低，肺部功能也更健全。预防癌症，应当定期体检，做到早诊、早治。有些癌症也有一定遗传性和家族性，癌症患者的子女较普通人得癌的机率更大，因此应当定期筛查，发现后尽早处理，治疗效果也会比较理想。

如果已诊断明确是癌症，应当如何应对呢，有四点建议提供给大家：

首先，建议初次就诊患者应当在有肿瘤治疗经验的正规医院就诊，切莫病急乱投医。对肿瘤的初次治疗十分关键，但由于国内医疗条件地区差异较大，不规范治疗屡见不鲜，患者可能因此而遭受多次治疗的苦痛，疗效一次比一次差。此外，误信游医、偏方、小广告，这些常常含有“包治”“不用手术、放化疗”“即刻缓解痛苦”“祖传秘方”等诱人宣传，经常散布于医院周围，不仅给上当者造成经济巨大损失，更重要的是贻误最佳治疗时机，早期变晚期，能治疗的变成不治之症。目前治疗肿瘤的主要方法包括手术、放疗、化疗、分子靶向治疗等，主要根据患者的个体状况，肿瘤的部位、类型、分期采用不同的治疗方法。如早期喉癌可采用单纯手术、单纯放疗或激光治疗的方法，而晚期喉癌应用手术和放疗相结合的综合治疗；绝大部分甲状腺癌可单纯手术治疗，无需放、化疗，如病变侵犯广泛时可在甲状腺全切除后行^{131}I核素治疗。不同肿瘤均有一定的诊治规范，我院的综合查房制度更加保证这些患者得到个体化、科学、合理和有效的治疗方案。综合查房制度是我院针对复杂、疑难或需要多学科共同讨论的病例，召集包括外科、放疗科、肿瘤内科、诊断科、病理科医师一起研讨确定治疗方案的查房制度，特别是针对像下咽癌、乳腺癌、肺癌等这些需要多学科综合治疗的病种，在查房过程中确定患者的肿瘤范围、手术切除范围、功能重建方法、放化疗时机等等，使得患者在开始治疗前就确定了完整的治疗方案。

其次，肿瘤患者治疗时应做好家庭内部计划，安排好人员和经济保障。治疗肿瘤时间短则一两周，长则数年，通常为1~2个月。治疗时应安排好家人进行照顾和护理，家人的陪伴和呵护也是对身心遭受癌症折磨患者的一种安慰。虽然说现在来看病不至于砸锅卖铁、出卖房子家当，全民医保也覆盖了中国90%以上的人口，但治疗肿瘤的费用在几千至数百万不等，诊断措施有廉、有贵，一些化疗药物每个疗程都在几万以上，对一个普通家庭也是一笔不小的花销，因癌致贫常有发生，所以应当根据患者家庭经济状况量力而行，不要影响家庭其他成员的基本生活保障，医生们也会根据患者家庭的实际情况制订相对合理的诊治方案。

再次，肿瘤患者治疗后应坚持定期复查，因为肿瘤治疗失败50%以上是因为复发引起，而复发多在治疗后的5年之内，部分复发患者还可通过治疗达到根治效果，因此建议治疗后1~2年内每3个月复查1次，2~5年内每半年复查1次，5年以上的患者每年复查一次，坚持严格的复查制度是提高治疗效果的另一保证。

最后，对于某些特定肿瘤，肿瘤患者应习惯和学会与瘤共存，调整心态，提高生活质量。临床表现最突出的是结节性甲状腺肿（良性），目前甲状腺肿瘤的发病率全世界都在升高，特别是结节性甲状腺肿，由于其生长缓慢，可以几年甚至几十年缓慢生长，对患者的生活及工作影响不大，而手术治疗又不易彻底切除，还存在复发可能，因此临床目前均建议观察，不必要手术。

患者应该调整心态，做到和肿瘤“和平共处”。另外，还有一些特殊类型的肿瘤，如腺样囊性癌，容易出现远处转移，也是生长缓慢，对放、化疗并不敏感，临床上尚没有行之有效的治疗措施，但肿瘤的发展非常缓慢，这段时间非常长，因此患者应当学会坦然面对，提高这段生活质量，千万不要自己吓唬自己。

总之，肿瘤的防治都要必须从改变自己做起，谚语说“自助者，天助之”也就是这个意思，不仅要保持乐观向上的心态，健康良好的生活方式，尽量节制烟酒等不良刺激，更要在患病后保持清醒的头脑，做好长期抗癌的准备，在正规的医院制订科学合理的治疗方案，并定期**随访**。相信这些措施一定能达到目前最好的治疗效果！

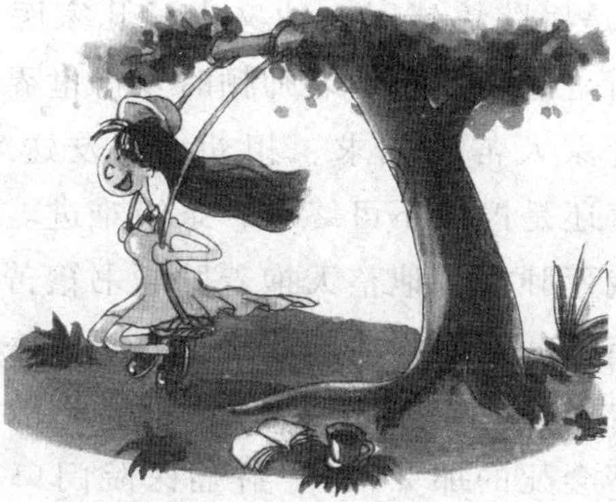

勇气创造奇迹　科学铸造明天

赵平，著名腹部肿瘤外科专家，主任医师，全国政协委员，中国医学科学院肿瘤医院前院长

刘晓林先生是一位优秀的教师，他培养的学生可谓桃李满天下。然而，这位受人爱戴的人却突遭横祸，使他陷入苦难之中。去年过生日，一杯酒下肚，刘晓林先生感到胃部灼痛。他的一个学生安排他去一家医院做检查，这位学生是这家医院的院长，为老师跑前跑后。做胃镜时发现老师的胃窦部有溃疡，**活检**病理证实是腺癌。尽管她没有告诉老师真相，刘晓林先生还是从那张苦笑的脸上发现了破绽。刘晓林先生偷偷从病例中看到那些可怕的字眼，犹如晴天霹雳，晕倒在医院。他不能相信自己得了癌症，他一生没有做过坏事，也没有休过一天病假，怎么会"突然得了癌症?"一定是医院搞错了。他又去了几家医院，医生们都说第一医院的诊断是准确的。刘老师顿时觉得世界马上陷入黑暗与恐怖之中。尽管家人苦苦相求、相劝，朋友送来的补品堆满房间，刘晓林先生还是惶惶不可终日，茶饭难进。他有时觉得如果不吃饭也许会饿死肿瘤，他整天抱着肿瘤书籍苦苦探寻，祈望找到治疗癌症的绝招。然而，他却始终没有听从医生的劝导去做手术治疗。表姐告诉他，"癌症一做手术就会扩散全身。你姐夫要是不做手术也不会死的那么快!"肿瘤医院门口有不少"热情的人"推荐治疗癌症的祖传秘方，他们许诺包管治好刘老师的病，还向他出示已经治愈癌症患者的心得体会。刘老师彻底迷茫了，在困惑中花掉几万块钱也没有觉得见效。有个得甲状腺癌的同学已经活了5年，在他的劝导下，刘晓林去青海的一个寺庙求助保

佑，据说不少癌症患者喝了那里的“圣水”后癌症消失了。折腾了几个月，有一天刘晓林发现大便呈柏油状，同时他感到心慌、气短，家人看他面色苍白，出冷汗，把他送进医院，送进手术室。手术中发现胃癌已经扩散，并转移到肝脏。最佳的治疗时机不幸被错过了。

导医的忠告：癌症的发病率受社会发展的影响在继续上升，尤其是人口老龄化和工业化进程导致癌症的新发人数与年俱增。当我们不幸患了癌症，重要的是不能被吓倒。癌症是可以治愈的，世界卫生组织提出40%的癌症通过早诊、早治可以治愈，可以长时间生存。因此，癌症不等同于死亡。刘老师如果得知患高血压、糖尿病，他不会面临天崩地裂的恐惧，更不会丧失理智乱投医。然而，值得注意的是现在癌症已经正式被列入慢性非传染性疾病的系列，说明许多人认为得了不治之症，被死亡的阴魂吓破了胆。美国发现在尸检时许多人患有癌症，生前没有症状或没有被诊断，说明即使身体内有肿瘤，与瘤共存也不是天方夜谭。癌症是恶魔，但是与其吓死，不如抗争求活。最近20年，恶性肿瘤的诊治有跨越式进步，放射治疗设备的进步使恶性肿瘤的放射更加精确和有效；放射治疗的治愈率不断提高。肿瘤内科治疗也努力规避化疗对于全身的副作用；靶向治疗的效果不断创造出惊人的奇迹。外科手术仍是肿瘤治疗的首选方案，外科对器官的人文保护使许多患者减少残疾和心理伤害。多学科的综合治疗使治疗的方案更加合理、更加有效。作为肿瘤专科医生，我们可以说许多肿瘤已经能够治愈。虽然，对于刚刚发现肿瘤的患者，医生常常按家属的意愿用善意的“谎言”掩饰病情真相；但是并不等于医生失去治愈的信心；我们的经验不仅已经可以让许多患者得到长期的生存，而且我们已经注意到关注肿瘤患者的生活质量。保留乳房的乳腺癌手术、保留肛门的直肠癌手术都已经在临床广泛应用。微创治疗也大大减少患者的创伤而达到治疗的效果。北京的抗癌乐园有上万名会员都是癌症患者，他们不仅一起抗争癌症，而且他们还组织文艺活动、体育锻炼改善身体机能，调节心理状态，使越来越多的肿瘤患者赢得生存，也享受了生存的质量。抗癌是一场没有硝烟的战争，争取活下去，能够赢取第二次生命的人就是英雄。勇气创造奇迹，科学铸造明天。

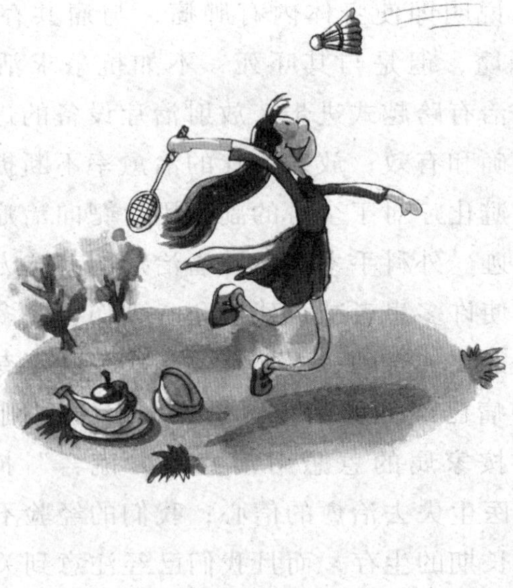

十二、名词解释

1. **备皮**：手术前将手术部位按要求剃除体毛及清洁局部皮肤，以减少术后感染的机会。

2. **表皮生长因子受体（EGFR）**：指正常上皮细胞/或来源于上皮组织的肿瘤细胞表面表达的一种蛋白质。它与血液中或肿瘤细胞自身分泌的一种叫做表皮生长因子的物质具有配对结构，能被表皮生长因子识别并和它结合，因此叫做表皮生长因子受体。

3. **冷冻检查**：又称冷冻切片检查，即手术中将切下的组织经低温快速冷冻后行快速病理检查，是绝大多数疾病在手术中明确诊断的方法，大约30分钟即可出结果。

4. **肠道准备**：检查或治疗前需要做肠道的清洁准备工作。

5. **肠屏障功能**：是指肠道上皮具有分隔肠腔内物质，防止致病性物质侵入的功能。正常情况下肠道具有屏障作用，可有效地阻挡肠道内寄生菌及其毒素向肠腔外组织、器官移位，防止机体受内源性微生物及其毒素的侵害。肠道除消化吸收功能外，其功能完整的黏膜屏障可防止细菌入侵，也防止吸收毒素。

6. **常用抗心律失常药物**：有奎尼丁、普鲁卡因胺、普罗帕酮（心律平）、维拉帕米（异搏定）、普尼拉明（心可定）、阿替洛尔（氨酰心安）、氧烯洛尔（心得平）等。

7. **触诊**：医生用手指或触觉为患者进行体格检查的方法。

8. **电解质紊乱**：是指血液中的离子，如钾、钠、碳酸氢盐、钙、镁、磷、氯出现异常升高、降低或比例失衡。出现电解质紊乱后患者会出现一系列不适症状。

9. **放射性浓聚**：指病变部位摄取放射性药物高于正常组织。

10. **非实体肿瘤**：经影像学检查及触诊无法看到或扪及到的

肿瘤，如白血病等。

11. **分子影像学：** 是近年来出现的交叉学科，它将分子生物学和影像医学有机结合，在分子及细胞水平研究疾病的发生、发展、转归。

12. **芬太尼族：** 包括芬太尼、阿芬太尼、苏芬太尼和瑞芬太尼等药物。

13. **辐射损伤：** 指由电离辐射所致的急性、迟发性或慢性的机体组织损害。

14. **富含维生素 B_{12} 的食物：** 包括肉类食物，但植物性食品中基本不含维生素 B_{12}。

15. **富含维生素 B_1 的食物：** 有豆类、坚果类、芹菜、瘦肉、动物内脏、小米、大白菜、发酵食品等。

16. **富含维生素 B_2 的食物：** 有动物内脏、猪肉、小麦粉、大米、黄瓜、鳝鱼、鸡蛋、牛奶、豆类、油菜、菠菜、青蒜等。

17. **富含维生素 B_6 的食物：** 有鸡肉、鱼肉、牛肉、燕麦、小麦麸、麦芽、豌豆、大豆、花生、胡桃等。

18. **富含维生素 C 的食物：** 主要是新鲜的蔬菜和水果，如西红柿、青菜、韭菜、菠菜、柿子椒、柑桔、橙子、柚子、红果、葡萄等。

19. **富含维生素 E 的食物：** 有各种油料种子及植物油，如麦胚油、玉米油、花生油、芝麻油、豆类、粗粮等。

20. **富含维生素 K 的食物：** 有牛肝、鱼肝油、蛋黄、乳酪、海藻、菠菜、甘蓝菜、莴苣、香菜、藕等。

21. **干性脱皮：** 是指皮肤的轻度放疗反应，表现为受到照射部位的皮肤出现鳞屑样的表皮脱落，脱落处皮肤干燥，没有渗出。

22. **高蛋白、易消化和易吸收的食物：** 主要包括巧克力、酸奶、蛋白粉、豆腐、鱼肉等食物。

23. **高危因素：**是指患某种疾病危险性高的因素，该因素与疾病的发生有一定的因果关系，当消除该因素时，疾病的发生机率也随之下降。

24. **根治性放射治疗：**能达到治愈肿瘤的目的，患者接受放射治疗后有希望获得长期生存的结果。

25. **功能影像学：**可以评估脏器某些功能的影像学检查手段，如 PET-CT 等。

26. **骨髓抑制：**是指骨髓中的血细胞前体的活性下降，导致外周血细胞数量减少，是化疗药物的常见毒副反应。实验室检查表现为白细胞减少、血红蛋白降低、血小板减少。

27. **过敏反应：**是指已免疫的机体在再次接受相同物质的刺激时所发生的反应。反应的特点是发作迅速、反应强烈、消退较快。表现为胸闷、心悸、呼吸困难、瘙痒、皮疹等。

28. **含钾食物：**含钾丰富的水果有草莓、柑橘、葡萄、柚子、西瓜、香蕉、番茄、硬柿、龙眼、香瓜、枣子、橙子、芒果等。含钾比较丰富的蔬菜有菠菜、山药、毛豆、苋菜、大葱等。

29. **含维生素 A 的食物：**有动物肝脏、奶、胡萝卜、西红柿、柿子、鸡蛋等。

30. **含纤维素食物：**蔬菜类食物富含纤维素，如笋、辣椒、蕨菜、菜花、菠菜、南瓜、白菜、油菜等。

31. **含锌食物：**食物中含锌较多的有牡蛎、胰脏、肝脏、血、瘦肉、蛋、粗粮、核桃、花生、西瓜子等。

32. **荷瘤小鼠：**就是被移植了肿瘤的小鼠，即肿瘤小鼠模型。

33. **后装放疗：**主要用于针对宫颈癌、子宫内膜癌的放疗。先将布放射源的容器放入阴道、子宫或肿瘤内，再将放射源通过管子送入容器内而达到宫颈、子宫等部位进行的放射治疗。

34. **缓释制剂：**指口服后能够按照要求缓慢地非恒速释放药

物，与相应的普通制剂比较，给药频率至少减少一半或有所减少，且能显著增加患者的顺应性或疗效的制剂。

35. **活检**：活体组织检查简称“活检”，是指应诊断、治疗的需要，从患者体内切取、钳取或穿刺等取出病变组织，进行病理学检查的技术。

36. **基础代谢**：指人在安静状态下的代谢状态。

37. **假阳性**：指由于多种原因造成将阴性结果误判为阳性，而假阴性则是指将真正的阳性结果误判为阴性。临床上应用的任何技术都很难做到100%正确，故偶尔会有假阳性或假阴性的结果。

38. **假阴性**：某项检查的结果实际上应该是阳性的，但由于操作、仪器、个人身体特性等原因导致结果呈阴性。

39. **禁忌证**：指不适宜于采用某种诊断或治疗措施的疾病或状况。

40. **巨噬细胞集落刺激因子**：是一种促进人体造血细胞增殖和分化的细胞因子，具有刺激粒细胞、单核巨噬细胞成熟，促进成熟细胞向外周血释放，并能促进巨噬细胞及嗜酸性细胞的多种功能。临床主要用于预防和治疗肿瘤放疗或化疗后引起的白细胞减少症、预防白细胞减少可能潜在的感染并发症，以及促进因感染引起的中性粒细胞减少的加快恢复。

41. **开放性手术**：即传统的开刀手术，用刀从身体表面逐层切开，显露要手术的部位，通常伤口较大，创伤也较大，瘢痕大。开放性手术是相对于腔镜手术来讲，腔镜手术伤口相对要小很多，愈合也较快，损伤小。

42. **抗血小板聚集**：是指有抗血栓形成的作用。

43. **空腔脏器**：是指管腔状的器官，脏器内部含有大量空间，如胃、肠、膀胱、胆囊等。

44. **控释制剂**：是通过定时、定量、匀速地向外释放药物的一种剂型，它能使药物在血液中的浓度恒定，没有波动现象，从而更好地发挥疗效。

45. **淋巴结清扫术：**指切除某种恶性肿瘤易于发生转移或已经发生转移的某部位淋巴组织及周围的脂肪、神经、血管等组织的手术。

46. **咯血：**是指喉部、气管、支气管及肺实质出血，血液经咳嗽由口腔咯出的一种症状。

47. **弥散性血管内凝血（DIC）：**是指在某些致病因子作用下凝血因子和血小板被激活，大量可溶性促凝物质入血，从而引起一个以凝血功能失常为主要特征的病理过程（或病理综合征）。在微循环中形成大量微血栓，同时大量消耗凝血因子和血小板，继发性纤维蛋白溶解（纤溶）过程加强，导致出血、休克、器官功能障碍和贫血等临床表现的出现。

48. **免疫组化：**是应用免疫学基本原理——抗原抗体反应，即抗原与抗体特异性结合的原理，通过化学反应使标记抗体的显色剂（荧光素、酶、金属离子、同位素）显色来确定组织细胞内抗原（多肽和蛋白质），对其进行定位、定性及定量的研究，称为免疫组织化学技术。

49. **脑水肿：**指由于某种致病因素导致的脑内水分增加、脑容积增大的病理现象。

50. **凝血功能：**人的血液有自动凝固的功能，如正常情况下人受到外伤导致出血时，血液会自动凝固而止血。而某些血液病患者，血液中的促进血液凝固的因子发生异常，可出现出血不能自止的情况。

51. **腔镜检查：**利用人体天然形成的通道或通过微小切口将特殊的腔镜器械导入人体内进行的检查，如膀胱镜检查、宫腔镜检查、腹腔镜检查等。

52. **乳糜漏：**颈清扫术后颈部负压引流量增多，颜色表现为乳白色液体。主要是颈段胸导管或右淋巴管破裂所致，以左侧多见。

53. **乳糜微粒：** 脂类食物消化时形成外观混浊的一种白色或淡黄色混浊液，经肠道的乳糜管吸收，再由淋巴系统运送，经胸导管注入血循环。

54. **弱阿片类药物：** 抗镇痛作用弱的阿片类药物，以可待因为代表。

55. **筛查：** 是指通过询问、查体、实验室检查和影像学检查等方法对“健康人”针对某种或某些疾病有目的进行的检查，是早期发现癌症和癌前病变的重要途径。

56. **神经毒性：** 通常是指药物的副作用。是指药物或治疗（如放射治疗）除了正常的治病作用外，对人体神经系统所带来的损伤。

57. **肾毒性：** 临床表现轻重不一，轻度时可为蛋白尿和管型尿，继而可发生氮质血症、肾功能减退，严重时可出现急性肾衰和尿毒症等。肾毒性可为一过性，也可为永久性损伤。可导致肾毒性的常见药物有某些抗菌药、抗肿瘤药、解热镇痛抗炎药、麻醉药、碘化物造影剂、碳酸锂等。

58. **生化全套：** 是指用生物或化学的方法来对人进行身体检查，生化全套检查内容包括：肝功能（总蛋白、白蛋白、球蛋白、胆红素、转氨酶）；血脂（总胆固醇、甘油三酯、高和低密度脂蛋白）；空腹血糖；肾功能（肌酐、尿素氮）；尿酸；乳酸脱氢酶；肌酸激酶等。

59. **生命体征：** 是用来判断患者的病情轻重和危急程度的指征，主要包括有体温、脉搏、呼吸和血压，是维持生命基本征象，是机体内在活动的客观反应，是衡量机体状况的重要指标。

60. **生殖因素：** 指月经初潮年龄、第一胎的生育年龄、未生育、产后未哺乳、月经周期短、绝经后雌激素水平高等。

61. **适应证：** 指某一种药物或诊断治疗方法所能诊断治疗的

疾病范围或疾病状态。

62. **随访**：指医生在对患者进行诊断或治疗后，对患者疾病发展状况、治疗后恢复情况等继续进行追踪观察所做的工作。

63. **听诊**：是医生用耳或听诊器来探听人体内自行发出的声音来判断是否正常的一种诊断方法。

64. **痛阈**：是指引起疼痛的最低刺激量。痛阈的高低因人而异，且受多种因素影响，比如年龄、性别、性格、心理状态以及致痛刺激的性质等。

65. **透皮给药**：是指将药物涂抹或敷贴于皮肤表面，并通过皮肤吸收药物的一种给药方法。

66. **望诊**：医生运用视觉，对人体以及排出物进行有目的地观察，以了解健康或疾病状态。

67. **围手术期**：是指从患者决定接受手术治疗开始，直至手术后基本康复的全过程，时间在术前5~7天至术后7~12天。

68. **胃肠道反应**：本书中胃肠道反应多是指化疗药物常见副作用之一，主要表现为食欲减退、恶心、呕吐、腹胀、腹泻等。

69. **误吸**：误吸字面上讲就是错误的吸入呼吸道。吸入物可以是液体、食物、异物等，如果手术，吸入物则是胃内容物，如胃液、食物等可因呕吐而被吸入呼吸道，造成呼吸道阻塞、吸入性肺炎，甚至窒息等严重后果。

70. **纤溶酶原激活物**：是由血管内皮细胞合成、分泌、不断释放入血液一种单链糖蛋白，是凝血系统重要的监测指标。人体血液中组织纤溶酶原激活物正常值为0.3~0.5U/ml（发色底物法）。其临床意义为：降低：提示纤溶活性降低。见于血栓前状态和血栓性疾病，如动脉血栓形成、深部静脉血栓形成、缺血性脑卒中等。升高：提示纤溶活性亢进，见于原发性和继发性纤溶亢进，如弥散性血管内凝血、急性早幼粒细胞白血病、肝病、冠心病、高脂血症、应激反应等。

71. **纤维鼻咽喉镜：**是一种光学检查仪器，由产生光源的部件和可以进入鼻咽部和喉部的长管状镜身构成。镜身直径较细，通常为4~5毫米，可以通过鼻腔进入鼻咽部和喉部，直接观察这些部位是否正常。

72. **纤维蛋白溶解系统：**血液凝固过程中形成的纤维蛋白被分解液化的过程称纤维蛋白溶解。纤维蛋白溶解的激活物（纤溶酶原和纤维蛋白溶解酶即纤溶酶）和抑制物以及纤溶的一系列酶促反应，总称为纤溶系统。

73. **血管内皮生长因子（VEGF）：**是指一种能够刺激血管内皮细胞生长、形成新生血管的蛋白质。

74. **血生化检查：**检测除血细胞外存在于血液中的各种离子、糖类、脂类、蛋白质以及各种酶、激素和机体的多种代谢产物的含量的检查。

75. **严重血液学毒性：**是指药物对血液系统的毒性作用达到Ⅳ级（出现血红蛋白<6.5g/dl、白细胞<1.0×10^9/L、中性粒细胞<0.5×10^9/L、血小板<25.0×10^9/L等改变）。

76. **眼睛的光反射：**通常是指眼睛的瞳孔对光线刺激的一种反应。表现为光线强时，瞳孔缩小；光线暗时，瞳孔放大。

77. **药代动力学：**是定量研究药物在生物体内吸收、分布、代谢和排泄规律，并运用数学原理和方法阐述血药浓度随时间变化的规律的一门学科。

78. **要素饮食：**一种化学精制食物，含有全部人体所需的易于消化吸收的营养成分，包含游离氨基酸、单糖、主要脂肪酸、维生素、无机盐类和微量元素。主要特点：无需经过消化过程即可直接被肠道吸收和利用，为人体提供热能及营养。

79. **一过性失眠：**又称临时性失眠，是一种持续一段时间后可自行缓解的睡眠障碍。它不同于“失眠症”，多半是由心理上或精神上的原因引起，一旦消除了引起失眠的原因，就可以恢复至平日的睡眠状态。

80. **乙肝两对半：**是检查乙肝病毒感染的血清标志物。常用的乙型肝炎病毒免疫学标志物包括表面抗原、表面抗体、e抗原和e抗体、乙肝核心抗体五项，因前四项为两对抗原和抗体，加上乙肝核心抗体，故称为两对半，又称为乙肝五项。其检查意义在于：检查是否感染乙肝及感染的具体情况。

81. **溢乳：**在本书中特指乳头分泌出乳液。

82. **应激状态：**指人体在受到刺激之后作出的反应，以便适应这个刺激变化的环境。这时候的状态称应激状态。

83. **优质动物蛋白质：**动物性食物中含有优质蛋白质、铁、锌、维生素 B_2等，但缺乏维生素C，钙的含量也少。

84. **预后：**指预测疾病的可能病程和结局，只是医生们依据某种疾病的一般规律推断的一种可能性，这种可能性通常是指患者群体而不是个人。

85. **照射野：**在患者接受放疗前，医生会通过CT扫描进行病灶部位定位，通过电子计算机计算、规划后会在患者身体表面划定一个将要进行放射治疗的照射范围，这个被划定的区域就叫照射野。

86. **脂肪血：**大量脂肪进入血液形成乳糜微粒，使血液呈浑浊状，严重时血液似米汤样。又称为乳糜血。

87. **职业危险暴露：**指由于职业关系而暴露在某种危险因素中，从而有可能损害健康或危及生命的一种情况。

88. **中度有氧活动：**在运动过程中，人体吸入的氧气大体与需要的氧气相等，也称等张运动，如步行、慢跑、游泳、骑自行车、跳绳、上下楼梯、健身舞等。

89. **种植：**体腔内器官的恶性肿瘤侵及器官表面时，瘤细胞可以脱落，像播种一样种植在体腔内其他部位而形成的转移性肿瘤病灶。